Laktose ist ein Zucker kommt hauptsächlich in Milch vor und andere Milchprodukte Produkte . An einem früh Alter , Körper sind fähig zu brechen unten und verdauen laktose von Muttermilch mit einem Enzym genannt Lactase . Allerdings einige _ Leute verlieren de Fähigkeit zu Laktose verdauen _ Zeit .

Etwa 75 % davon de Welt Verbreitung hat einige bilden von laktose Unverträglichkeit . Einige kann Diäten mit niedrigem Laktosegehalt verdauen , während andere Erfahrung Verdauung sumrtoms nach dem Essen irgendetwas Betrag von Milchprodukte . Diese sumrtoms kann führt zu Durchfall , Magen Schmerz , und mehr .

Laktose ist eins von de Major Komponenten von Milch . Strukturell ist es ist eine Entgiftung – ein Zucker Molekül das ist zusammengesetzt von zwei einfacher Zucker. Glukose kann sein in vielen gefunden andere Essen Substanzen , aber Laktose ist de nur bekannt Quelle von galactose .

Laktose ist weiß und geruchlos und _ du kann Manchmal
Sehen Sie oder hören es bezog sich darauf als „ Milch“ .
Zucker .“ Laktose ist nur gefunden in Milch von
Säugetiere , also pflanzlich Milch Produkte mögen
Mandelmilch und Sojamilch _ _ nicht enthalten es .

Die Enzym Lactase hilft dabei Mensch Körper Laktose
verdauen . Das tut es das von brechen und sprengen
laktose hinein Glukose und Galaxie , ein Prozess, der
diese Zucker für die Zubereitung vorbereitet verwenden
als Energie von de Körper .

Leute mit laktose Unverträglichkeiten sind nicht möglich
zu voll verdauen de Zucker (Laktose) in Milch.
Infolgedessen haben sie _ _ haben Durchfall , Blähungen
und Blähungen nach Essen oder trinken Milchprodukte
Produkte . Die Bedingung , die wird auch genannt
laktose Malabsorption , ist normalerweise harmlos , aber
es ist sumrtoms kann sein unbequem .

Zu wenig davon ein Enzym produziert in Ihr klein Darm
(Lactase) ist normalerweise verantwortungsvoll für
laktose Unverträglichkeit . Du kann haben niedrig

Ebenen von Lactase und Immer noch sein fähig zu Milchprodukte verdauen . _ Aber wenn Ihr Ebenen sind zu niedrig du bilden laktose intolerant , führend zu sumrtoms nach du essen oder trinken Milchprodukte .

Am meisten Leute mit laktose Unverträglichkeit kann verwalten de Zustand ohne zu haben zu geben uð alle Milchprodukte Lebensmittel . Habe es getan du wissen das de zuerst nachteilig Reaktion zu Kuhmilch _ war Tatsächlich detailliert 2.000 Jahre vor ? Hipprokrates beschrieben de zuerst nachteilig Reaktion zu Kuh Milch als Haut und Magen-Darm-Trakt sumrtoms nach Verbrauch .

Heute , Kuh Milch ist unter die ersten Lebensmittel eingeführt hinein ein Kleinkinder Diät und _ Dementsprechend ist es eins von de zuerst und am meisten gemein Ursachen von Essen Allergie in früh Kindheit , führend viele zu suchen aus milchfrei Diät Möglichkeiten .

Kuh Milch Proteine Allergie ist eine übliche Sache Essen Allergie in Kleinkinder und Kinder , und entlang mit Laktoseintoleranz , es _ erfordert eine milchfreie Ernährung Diät zu einer Zeit wann angemessen Ernährung in kritischem Zustand. Forscher angeben dass es wichtig ist das Eltern erhalten zuverlässig Rat und Laufende Unterstützung über Geeignete milchfreie Optionen und Alternativen .

Laktose Unverträglichkeit ist weit verbreitet und belastender Zustand das wirkt überraschend _ hoch Anteil von Erwachsenen. Die US- Abteilung von Gesundheit und Mensch Dienstleistungen ungefähr das etwa 65 Prozent von de Mensch Verbreitung hat sich reduziert Fähigkeit zu Laktose verdauen _ im Kindesalter .

Laktoseintoleranz _ ist nicht das gleiche wie eine Milch Allergie und ist mehr eines Unbehagens _ als eine echte Überreaktion von de immun System , entsprechend zu die FDA. Viele Leute mit laktose Unverträglichkeit kann sogar haben klein Beträge von de beleidigend Lebensmittel / Getränke ohne haben sūmptoms .

Was Art von Zeichen von laktose Unverträglichkeit kann angeben das du haben das gemein Problem ? Laktoseintoleranz _ sumrtoms Typischerweise einschließen Blähungen , Blähungen , Durchfall und Andere GI- Probleme . Zum Glück , von im Anschluss an eine Laktose Unverträglichkeit Diät und Behandlung planen , es ist möglich reduzieren (und in manchen Fälle sogar beseitigen) die sumrtoms von laktose Unverträglichkeit .

Das ist ist nicht ein ungewöhnlicher Zustand und Es ist ziemlich einfach zu behandeln . Wenn Sie haben Laktoseintoleranz , Sie kann das vermeiden Effekte von begrenzen de laktosehaltig Lebensmittel du essen . Oder du kann verwenden im Freiverkehr Enzym Ersatzteile um Ihnen bei der Verdauung von Laktose zu helfen besser , aber du haben um sicherzugehen _ zu bekommen das richtige Timing .

KAPITEL EINS

Was Ist Laktose Unverträglichkeit ?

Die Definition von laktose Unverträglichkeit , entsprechend zu Das Nationalinstitut _ von Diabetes und

Verdauungsfördernd und Niere Krankheiten sind „eine Erkrankung " . in welche du haben Verdauungssymptome – solche als Blähungen , Durchfall und gas – nachher Sie konsumieren Lebensmittel oder Getränke das enthalten Laktose."

Laktose ist ein Zucker das ist gefunden in Milch und Milchprodukte Produkte . In Ordnung zu verdauen das Zucker Richtig , das klein Darm muss produzieren ausreichende Mengen an de Enzym genannt Lactase .

Laktose kommt vor in :

- Milch
- Laktose
- Molke
- Quark
- Milch Nebenprodukte
- Trocken Milch Feststoffe
- Nicht fett trocken Milch Pulver

Lactase ist verantwortungsvoll für brechen unten de laktose hinein Glukose und galactose , also de Körper kann absorbieren es . Wann de Körper Fähigkeit zu machen Lactase verringert sich , das Ergebnis ist laktose Unverträglichkeit .

Es ist wichtig zu Hinweis das nicht alle Milchprodukte Ursache Diese unangenehmen Symptome von laktose Unverträglichkeit . Tatsächlich Joghurt _ _ oder Kefir mit leben aktiv Kulturen Typischerweise tun diese nicht produzieren sumptoms , als de aktiv Kulturen Hilfe zu brechen unten laktose Vorher zu Verbrauch . Auch die _ länger de Essen ist fermentiert , desto weniger Laktose Inhalt wird sein , als de gesund Probiotika durch Essen überleben der Laktosezucker . _

Reifen von laktose Unverträglichkeit

Es gibt drei Haupt Reifen von laktose Unverträglichkeiten , jeweils mit unterschiedlichen Ursachen:

Primär laktose Unverträglichkeit (normal Ergebnis von Altern)

Das ist ist de am meisten gemein Reifen von laktose Unverträglichkeit .

Am meisten Leute werden mit geboren genug Lactase . Babys Brauche das Enzym in bestellen zu verdauen ihr Mutter Milch . Die Betrag von eine Person lachen lassen macht kann abnehmen über Zeit . Das liegt daran als Leute Mit zunehmendem Alter essen sie mehr vielfältig Diät und wirklich weniger auf Milch .

Die Niedergang in Lactase ist allmählich . Das ist Reifen einer Laktoseintoleranz _ ist mehr gemein in Leute mit Asiatisch , Afrikanisch und _ Hisranisch Abstammung .

Sekundär laktose Unverträglichkeit (aufgrund von Krankheiten oder Verletzung)

Darm Krankheiten so als Zöliakie Krankheit und entzündlich Darm Krankheit (IBD), eine Operation oder ein Verletzung zu Ihr klein Darm kann auch Ursache laktose Unverträglichkeit . Lactase- Werte können auftreten wiederhergestellt werden , wenn de zugrunde liegend Unordnung ist behandelt .

In sehr hohem Maße seltene Fälle, Laktose Unverträglichkeit ist geerbt . Ein defektes Gen kann sein übermittelt von de Eltern zu einem Kind , resultierend in völliger Abwesenheit von _ Lactase in de Kind . Das ist ist verwiesen zu als angeboren laktose Unverträglichkeit

.

Darin _ Fall , Ihr Baby wird sein intolerant von Muttermilch . Sie wird haben Durchfall als Bald als Mensch Milch oder eine Formel enthaltend laktose ist eingeführt . Wenn ja nicht erkannt und behandelt früh auf , die Bedingung kann sein lebensbedrohlich .

Der Durchfall kann Ursache Dehydrierung und Elektrolyt verliert . Die Zustand kann sein lässt sich leicht durch Gaben behandeln de Baby laktosefrei _ Kleinkind Formel Stattdessen von Milch .

Gelegentlich ein Reifen von laktose Unverträglichkeit genannt entwicklungsbezogen laktose Unverträglichkeit

Tritt auf , wenn ein Baby geboren wird ist geboren vorzeitig . Das ist ist weil Lactase Produktion im Baby _ beginnt später in de Schwangerschaft , nach dem mindestens 34 Wochen .

Die Typischerweise treten Symptome einer Laktoseintoleranz auf occur zwischen 30 Minuten und zwei Stunden nach Essen oder Trinken von Milch oder Milchprodukten Produkt . Symptome kann Enthalten :

- Bauchkrämpfe _
- Blähungen
- Gas
- Durchfall
- Brechreiz

Die sumrtoms kann Reichweite von mild zu schwerwiegend . Die Schweregrad hängt davon ab wie viel _ laktose war verbraucht und wie viel Lactase de Person hat Eigentlich gemacht .

Laktose hat mehrere Verwendungszwecke , einschließlich Arzneimittelherstellung , Lebensmittel verarbeiten , und Gärung .

Laktose ist weithin verwendet in de pharmazeutisch Industrie in de Vorbereitung und Herstellung von Drogen . Pharmazeutische Qualität laktose wird aus hergestellt Molke – die Flüssigkeit das ist links nach Milch hat gewesen geronnen und angespannt während de machen von Käse .

In den meisten Fällen Es ist Anwendungen , Laktose ist verwendet als ein excipient (inaktiv Zutat). Es ist primär Zweck ist zu Hilfe de Lieferung von de aktiv Zutat in de Körper . Es ist Meistens verwendet in Tabletten, Kapseln und trocken Pulver Inhalatoren .

Laktose ist vorhanden in etwa 60-70 % davon alle pharmazeutisch Dosierung Formen – wie Kapseln , Tabletten , Säfte , Cremes und Pasten.1 Und etwa 45 %

davon Medikamente enthalten eine Kombination von laktose und mikrokristallin Zellulose (MCC).

Einige von de Rollen laktose erfüllt in Drogen sind :

- Es wirkt als Füllstoff : Manchmal _ aktiv Zutat in einem Medikament ist vorhanden in sehr kleine Dinge . _ Füllstoffe wie laktose Masse aufbauen die Droge, helfend es fließen besser . Füllstoffe auch machen es einfacher zu messen de aktiv Zutat in Drogen .
- Es wirkt Als Bindemittel : Laktose _ bindet Pillen zusammen von helfen de andere Zutaten in einer Tablette mischen und stecken zusammen .

Einige von de Eigenschaften von laktose das machen es Arbeit Nun ja für diese Zwecke sind Es ist mild , chemisch und physisch Stabilität , einfach Verfügbarkeit , Kompatibilität mit aktiv Zutaten und _ Fähigkeit zu auflösen in Wasser .

Pharmazeutische Qualität laktose ist produziert und verarbeitet zu treffen Industrie Reinheit Standards .

Laktose ist verwendet in mehrere Facetten von Essen verarbeitend . Essbar Laktose , die in Lebensmitteln verwendet wird Die Verarbeitung ist ebenfalls möglich Meistens produziert von Molke .

Es ist verwendet in Gewürze und gebacken Gutes aufgrund seiner Fähigkeit zu tragen Farben und Aromen Nun ja . Es ist auch hinzugefügt zu Lebensmittel und Esswaren mögen Es ist Sahne , abschöpfen Milch , Kondensmilch , Trockensuppen , Kaffee Sahne , Schokolade und Süßigkeiten , Fleisch Produkte und _ eingemacht Frucht und Gemüse .

Wann hinzugefügt zu Lebensmittel , Laktose kann reduzieren kosten und regulieren Süße .

Laktose ist fermentiert zu produzieren Lebensmittel mögen Käse , Joghurt , Kefir und saure Milch . _ _ _ Laktose ist auch fermentiert zu produzieren Milchsäure Säure , welche hat eine Nummer von nutzt in de pharmazeutisch , kosmetisch und _ Essen Branchen .

Die Prozesse von Fermentation beteiligt hinzufügen Milchsäure Säure Bakterien (und weniger üblicherweise Hefe) zu _ Milch oder zu einem Milchprodukt .

Bakterienidentifizierung _

Im _ klinisch Labor , das Fähigkeit von Bakterien zu fermentieren laktose könnte Hilfe unterscheiden welche bakteriell Abschnitte ist verursachend ein Infektion , so als Essen понconing . Für Beispiel: Escherichia coli Fermente laktose während am meisten Salmonellen Abschnitte tun nicht .

Schneidmittel _

Laktose ist allgemein verwendet als Schnitt _ Agent für illegal Freizeit Drogen . Schneiden Agenten sind Chemikalien oder Drogen das sind verwendet zu verdünnen und Masse hinzufügen _ Freizeitdrogen .

Die verwenden von schneiden Agenten ist vorherrschend in illegale Drogenproduktion und _ _ de Substanzen verwendet für das Prozesse sind typischerweise weniger teuer als de Freizeitdroge selbst . _

Laktose Unverträglichkeit Ereignisse wann Ihr klein Darm nicht produzieren genug von ein Enzym (Lactase) zu verdauen Milch Zucker (Lactose).

Normalerweise wird Laktase umgewandelt Milch Zucker hinein zwei einfach Zucker – Glukose und galactose – was sind absorbiert hinein de Blutstrom durch die Darmschleimhaut .

Wenn ja Lactase mangelhaft , laktose in Ihr Essen bewegt sich in den Dickdarm Stattdessen von Sein verarbeitet und absorbiert . Im _ Colon , normal Bakterien Interaktion mit unverdaute Laktose, verursachend de Zeichen und sumrtoms von laktose Unverträglichkeit .

Da sind drei Reifen von Laktoseintoleranz . Anders Faktoren Ursache de Lactase Mangel zugrunde liegend jeder Reifen .

Primär laktose Unverträglichkeit

Leute wer entwickeln primär laktose Unverträglichkeit – am häufigsten _ type – beginnen Leben produzieren genug Lactase . Kleinkinder , die bekommen alle ihr Ernährung von Milch , brauchen Lactase .

As Kinder Milch ersetzen durch andere Lebensmittel, die Betrag von Lactase sie produzieren normalerweise Tropfen , aber normalerweise bleibt hoch genug zu verdauen de Betrag von Milchprodukte in typischer Form Erwachsener Diät . In erster Linie Laktoseintoleranz , Lactose Die Produktion fällt ab scharf von Erwachsensein , machend Milch Produkte schwierig zu verdauen .

Sekundär laktose Unverträglichkeit

Das ist bilden von laktose Unverträglichkeit passiert , wenn Ihr klein Darm nimmt ab Lactase Produktion nach ein Krankheiten , Verletzungen oder Chirurgie beteiligt Ihr klein Darm . Krankheiten assoziiert mit sekundärer Laktose Zu den Unverträglichkeiten gehört auch der Darm Infektion , Zöliakie Krankheit , bakteriell Überwucherung und Crohns Krankheit .

Behandlung der zugrunde liegenden Störung könnte wiederherstellen Lactase Ebenen und verbessern Zeichen und Es ist zwar möglich , aber es geht nimm Zeit .

Angeboren oder entwicklungsbezogen laktose Unverträglichkeit

Es ist möglich , aber selten , z Babys zu sein geboren mit laktose Unverträglichkeit verursacht durch einen Mangel von Lactase . Diese Störung wird weitergegeben _ Generation zu Generation in einem Muster von Vererbung genannt autosomal recessiv , was bedeutet das beides de Mutter und de Vater muss sich verabschieden auf de Gleich gen Variante für ein Kind zu betroffen sein . Vorzeitig Auch Kleinkinder können das haben laktose Unverträglichkeit weil von ein unzureichender Laktasespiegel . _

Symptome

Laktose Unverträglichkeit kann Affekt Kinder und Erwachsene und _ es kann beginnen von de Alter von zwei .

Wenn Sie haben laktose Unverträglichkeit als Kind , es _ kann ein Problem sein durchgehend Ihr Leben oder Sie können daraus herauswachsen . Es ist mehr gemein zu entwickeln laktose Unverträglichkeit als du bekommen allerdings älter . _

Gemein Effekte von laktose Unverträglichkeit Enthalten :

- Bauch verkrampft
- Gas
- Blähungen
- Übelkeit
- Durchfall
- Bauch Regen

Am meisten von de Zeit , diese sumrtoms occur zwischen einer halben Stunde zu einem Paar Stunden nach Essen Milchprodukte .

Verbrauchend größer Beträge von laktosehaltig Essen und Getränke löst typischerweise mehr aus schwerwiegend sūmptoms .

Wenn ja schwerwiegend laktose Intoleranz , du kann Erfahrung Komplikationen . Wiederkehrend Erbrechen oder Durchfall kann Ursache Dehydrierung , Gewicht verlieren , oder Elektrolyt Ungleichgewichte .

Wenn Sie eine Magen-Darm-Infektion (GI) haben , müssen Sie kann Erfahrung mehr spürbar Effekte von Ihr laktose Unverträglichkeit bis zu Ihrer Infektion löst sich auf . Und wenn du eine Magen-Darm -Erkrankung haben so als entzündliche oder reizbare Darmerkrankung _ Darm sundrome , es kann verschlimmern Ihr laktose Unverträglichkeit .

Einige Leute wer haben laktose Unverträglichkeit vermeiden alle Milchprodukte Produkte und kann bilden mangelhaft in wichtig Nährstoffe so als Kalzium , Vitamin D und Protein . Diese Mängel kann verursachen eine Reihe von gesundheitlichen Problemen Effekte , Effekte so als Knochen Zerbrechlichkeit .

Wenn Sie Erfahrung sumrtoms von laktose Intoleranz ,
es ist am besten zu sprich mit dir Gesundheitsfürsorge
Anbieter zu Holen Sie sich eine formelle Diagnose und
Rat das ist maßgeschneidert konkret für Ihre Gesundheit
und medizinisch braucht .

Viele Leute selbst diagnostizieren _ oder ihr Kinder
laktose Unverträglichkeit . Keeper in Verstand das du
könnte sein erleben ein anderer medizinisch Problem ,
das ähnliche Symptome hervorruft zu diese von laktose
Unverträglichkeit , wie z _ Infektion , Darmentzündung
Krankheit , Malabsorption oder ein Lebensmittel _
Allergie .

Beseitigung Diät

Eine Eliminierung Diät kann hilfreich sein in
diagnostizieren Laktoseintoleranz.7 _ Verwendung das
Reifen von Diät , du würde beseitigen alle
Milchprodukte Produkte zu Sehen Sie wenn de
sumrtoms lösen . Es ist wichtig zu nur beseitigen eins
Kategorie von Essen (so als Milchprodukte) wenn

verwenden ein Beseitigung Diät also de Ergebnis wird nicht sein verwirrend .

Ernährungsumstellungen _

Am meisten Milchprodukte Produkte enthalten Laktose, aber nicht alle Milchprodukte Produkte ein High haben Konzentration von laktose . Zum Beispiel hart Käse sind gemacht nur von Milch Proteine und einschließen wenig oder nicht Milchzucker .

Fermentierte Milchprodukte _ sind niedriger in laktose , und du kann tolerieren sie besser . Das ist weil Sie sind produziert von zulassen Bakterien umwandeln _ einige oder alle von de Laktose in Laktose umwandeln Säure . Fermentiert Milchprodukte Produkte einschließen Joghurt , Kefir , sauer Sahne , Buttermilch und _ Creme fraîche .

Laktosefrei Milch und laktosefrei Es ist Sahne sind verfügbar in den meisten Lebensmittelgeschäften Geschäfte . Am meisten Leute , die haben laktose Unverträglichkeit tun nicht Erfahrung sumrtoms wann verbrauchend diese laktosefrei Milchprodukte Möglichkeiten .

Wenn Sie sind laktose intolerant , es kann Scheint als ob Ihr Essen Entscheidungen sind begrenzt . Auf de Oberfläche , dies kann erscheinen zu sein stimmt , aber es kann nicht sein de Fall .

Wir haben laktosefrei zusammengestellt _ Lebensmittel Liste zu machen es einfacher für du zu genießen de Lebensmittel du Liebe , ohne haben zu Deal mit de Regen und andere Verdauungsprobleme .

Liste laktoseintoleranter Diätnahrungsmittel

Gruppe	Laktosefrei	Laktosehaltig
Milch und Milchpro	100 % laktosefreie Milch,	Milch: Vollmilch, Magermilch, 1 %, 2 %, Buttermilch, süße

| dukte | Sojamilch | Acidophilus-Milch, Kondensmilch, gesüßte Kondensmilch, Instant-Heißschokoladen- und Kakaomischungen, Käse |
| Gemüse | Frisches, gefrorenes und konserviertes Gemüse ohne Zusatz von Milch oder Milchprodukten, Tomatenmark und -püree, Tomaten- und Spaghettisaucen | Rahm- oder paniertes Gemüse, verpackte Trockenkartoffelmisc hungen, Tomaten-Spaghetti-Sauce mit Käse |

	ohne Käse	
Früchte	Frische, gefrorene, konservierte und getrocknete Früchte	**Keiner**
Brot und Getreide	Brot auf Wasserbasis (italienisches, französisches, jüdisches Roggenbrot), Reis- und Popcornkuchen, Graham Cracker, Zwieback, pareve (jüdische) Backwaren, gekochtes und	Hergestellt aus Milch oder Milchprodukten wie Brot, Brötchen, Keksen, Muffins, Pfannkuchen, süßen Brötchen, Waffeln, Crackern, Instant- und Trockencerealien mit Zusatz von Milchprodukten, einigen verpackten Getreidemischungen und verpackten

	trockenes Getreide ohne Zusatz von Milchfeststoffen, Nudeln, Reis, Hafer, Gerste, Maismehl, Bulgur und andere einfache Körner	Makkaronimischungen
Fleisch oder Fleischersatz	Einfaches Rindfleisch, Lammfleisch, Kalbfleisch, Schweinefleisch, Wild, Geflügel, Fisch, Schalentiere, Eier, koscher zubereitete	Eier, Fisch, Fleisch oder Geflügel (paniert oder mit Sahne, Aufschnitt, Wurst, Frankfurter Würstchen, Ei-Ersatzprodukte einiger Marken und Eierpulver

	Fleischprodukte, Erdnussbutter, Erbsen, Bohnen oder Linsen (getrocknet, in Dosen, gefroren), alle Nüsse und Samen, Tofu	
Fette und Öle	Speck, Butter, Margarine ohne Milchderivate (Molke), Salatdressing ohne Käse oder Milch, Pflanzenöle, Oliven, die meisten milchfreien	Sahne, halb und halb, Sauerrahm, Frischkäse, Chip-Dips, einige Margarinesorten, Salatdressing mit Käse oder Milch, Schlagsahne

	Milchkännchen, Mayonnaise, Soße ohne Milch oder Milchprodukte	
Süßigkeiten und Desserts	Angel-Food-Kuchen, Gelatine, Fruchteis, Fruchteis am Stiel, Frucht-Roll-Ups, Bonbons, Gummibonbons, Gummibärchen, Lakritze, Fruchtkuchenfüllungen	Eiscreme, Eismilch, einige Marken von Sorbet, Soufflé, Mousse, Pudding, Vanillesoße, verpackte Dessertmischungen, Milchschokolade, Toffee, Karamell, Butterscotch

Getränke	Postum, laktosefreie Nahrungsergänzungsmittel (Sustacal, Consider, Nutren), Gemüsesäfte, Fruchtsäfte und Getränke, Tee, kohlensäurehaltige Getränke, Bier, Wein, destillierte Spirituosen (Gin, Rum usw.), Kakaopulver, die meisten Kaffeesorten	Instant-Eistee, Instantkaffee, Ovomaltine, Schokoladengetränkemischungen, Liköre, Liköre, Nahrungsergänzungsmittel auf Milchbasis (Carnation Instant Breakfast)
Suppen	Bouillon, Brühe, Fleisch- oder	Cremesuppe, Dosen- und

	Gemüsebrühe, Suppen, Biskuitcremesuppen und Chowders mit Wasser, Sojamilch oder 100 % laktosefreier Milch	Trockensuppenmischungen mit Milchprodukten
Verschiedenes	Popcorn, einfache Brezeln, einfache Kartoffel- und Mais-Tortillachips, Salsa, Senf, Ketchup, Gurken,	Sahne- oder Käsesaucen, Snack-Brezeln oder Chips nach Ranch-Art oder mit Käsegeschmack, Käselocken, Zuckerersatzstoffe mit Laktosezusatz, Medikamente und Vitamin-

Meerrettich ohne Rahm, Relish, Saucen ohne Milch oder Milchprodukte, Zucker, Honig, Marmeladen und Gelees, Ahorn- und Maissirup, Melasse, Kräuter, Gewürze, Salz, Pfeffer	/Mineralstoffzusätze mit Laktosezusatz

As erwähnt , es ist wichtig zu Vermeiden Sie Kalzium Mangel mit de Abwesenheit von Milchprodukte .

Im _ Vereinigte Staaten Staaten , die Empfohlen Ernährung Zulage (RDA) von Kalzium ist basierend auf einer Person Alter , Geschlecht und wenn sie sind schwanger oder Pflege .

Neugeborene uð zu sechs Monate sind Es wird empfohlen, täglich 200 Milligramm (mg) einzunehmen während Babys sechs Monate zu eins Jahr sollte habe 260 mg.

Altersgruppe	RDA Milligramm (mg)
1-3 Jahre	700 mg
4-8 Jahre	1.000 mg
9-18 Jahre	1.300 mg
19 bis 50 Jahre	1.000 mg
51–70 Jahre (Männer)	1.000 mg

51–70 Jahre (Frauen)	1.200 mg
Über 70 Jahre	1.200 mg
14–18 Jahre (schwanger oder stillend)	1.300 mg
19–50 Jahre (schwanger oder stillend)	1.000 mg

Laktose Unverträglichkeit leidet benötigt zu steigern ihr Kalzium Einnahme mit Nahrungsmitteln und Getränke das tun nicht Auslöser Verdauung Probleme . Also , konsumieren kalziumreich Lebensmittel wie dunkelgrün _ _ Gemüse , Bohnen, Orangen , Sardinen , Thunfisch , in Dosen Lachs , Soja Produkte , angereichertes Brot und Müsli und Saft .

Medikamente und Laktose

Hast du? wissen das einige Medikamente enthalten laktose ? Da laktose ist kostengünstig zu extrahieren von Molke und es hat eine komprimierbare Form _ ist als

Füllstoff verwendet in viele im Freiverkehr und vorgeschrieben Medikamente . Es auch Salden aus de bitterer Geschmack von einige von diese Medikamente .

Laktose kann sein mündlich gefunden _ Kontrazeptiva und zu behandeln Magen Probleme so als Überschüsse Säure und Gas . Es kommt also zu einer Laktoseintoleranz kann Ergebnis mit de Einnahme von so Medikamente .

Probe Mahlzeit Planen

Frühstück

Eine Schüssel ballaststoffreiches Müsli oder Brei mit frischem Getreide Obst und Soja Milch

Vollkorn oder Getreide toasten mit milchfrei Margarine oder rein Schatz

Tee oder Kaffee mit so Milch

Mittagessen

Ein Sandwich gemacht mit Vollkorn Brot , milchfrei Margarine und _ mager Rindfleisch oder eingemacht Lachs

Ein kleines Salat

Obst oder Obstkonserven _

Wasser , Tee , verdünnt Saft , oder carpuccino mit so Milch

Abendessen

Huhn und Gemüse umrühren frittieren mit gedämpft Reis

Obst und milchfrei Es ist Sahne oder Vanillepudding gemacht mit so Milch

Wasser mit Zitrone Saft

Snacks

Frisch Obst , Cracker , Mais , Wasser , Tee , Kaffee usw _ heiß Schokolade gemacht mit cocoa und so Milch

Eine Laktoseintoleranz Diät kann Angebot Du bist eine Welt von weniger Regen und Unbehagen wann genießen Essen . Laktose ist gefunden in am meisten Milch und Milchprodukte Produkte als Nun ja als viele vorgeschrieben und im Freiverkehr Medikamente .

Viele Die Leute mögen denken sie benötigt zu Hören Sie auf , sie zu genießen Favorit Mahlzeiten und behandelt fällig zu de Verdauung Probleme Laktose kann verursachen . Aber heute , Sie kann finden viele laktosefrei Entscheidungen auf Marktregale sowie _ _ _ verschiedene resíres online zu erstellen erstaunlich Gerichte .

Wissen was Lebensmittel zu Ersatz kann zulassen laktose Intoleranzpatienten gegenüber _ lebe normal _ Leben wenn es kommt zu Essen .

Zusätzlich Sterne zu nimm zu Hilfe verwalten laktose Unverträglichkeit

Benutzen Biologisch fermentierte Milchprodukte

Fermentiert Milch verbessert die Verdauung von de Milchsäure , Fette und Proteine in Milchprodukte , aber auch hilft zu Fördern Sie eine gesunde Verdauung von andere Lebensmittel . Während de Idee von Trinken fermentierter Milchprodukte kann sein abstoßend für manche von hoher Qualität , organisch Kefir ist leicht würzig , cremig und letztendlich befriedigend .

Es ist ähnlich zu Joghurt , einfach dünner und trinkbar . Probiotikum Lebensmittel sind reich an Vitaminen und Mineralien und wesentlich Amino Säuren . Kefir enthält hoch Ebenen von Thiamin , B12, Folsäure und das Geheimnis Knochenbildner , Vitamin K.

Speziell Vitamin K2 hilft Kalzium zu verstoffwechseln , erschaffen stärkere Knochen, die ist wesentlich zu Leute auf Laktose _ Unverträglichkeit Diät . Organisch fermentiert Milchprodukte auch hilft zu erhöhen Magnesium Ebenen . Magnesium Mangel ist gemein in Leute bei Erkrankungen des Verdauungstraktes , einschließlich Zöliakie und Morbus Crohn und Reizdarmsyndrom ... sowie _ laktose Unverträglichkeit .

Du kann Entscheide dich, alles zu beseitigen Milchprodukte Produkte für eine Zeit um zu helfen , zu reduzieren sumrtoms und Hilfe Ihr Körper heilen , aber im Idealfall du kann beginnen zu tauschen aus regelmäßig Milchprodukte für fermentiert Milchprodukte , die kann Hilfe zu wiederherstellen de Gesundheit des Verdauungstraktes _ _ und hat Enzyme das wird Eigentlich Hilfe in Verdauung .

Versuchen Sie es Ziege Milch

Für viele people , Ziege Milch kann sein einfacher auf de Verdauung System als Kuh Milch . Ziege Milch ist hoch in fett Säuren , und das ist es mehr leicht absorbiert und assimiliert in der Körper. Die tatsächlich fett Partikel in Ziege Milch sind kleiner und enthalten niedriger Konzentrationen von laktose .

Es dauert deutlich kürzer Zeit, Ziege zu verdauen Milch Produkte als es tut es Kuh Milch Produkte . Und doch , Ziege Milch ist reicher in Kalzium , Phosphor, Jod , Kalium , Biotin und pantothenisch Säure . Darüber hinaus ist es Kasein Ebenen sind reduziert , machend es freundlich zu diese mit Kasein Empfindlichkeit .

Nehmen Verdauungsfördernd Enzyme , die enthalten Lactase

Lactase ist das Enzym das ist fehlt in de Verdauung Tract für Einzelpersonen leiden von laktose Unverträglichkeit . Entsprechend zu einem Studium veröffentlicht in de Alternative Medizin Überprüfen Sie , ob eine Nahrungsergänzung mit Verdauungsenzymen möglich ist Hilfe in de Zusammenbruch von Fette ,

Kohlenhydrate und Proteine , unterstützend in effizient Verdauung Funktion

Nehmen Speziell formulierte Verdauung Ergänzungen Sorgen Sie für eine sichere Behandlung für Verdauung Malabsorption Störungen , einschließlich laktose Unverträglichkeit .

Nehmen Sie ein Verdauungsenzym bei de Anfang von jedem Mahlzeit , zu Stellen Sie sicher das Lebensmittel sind voll verdaut . Das ist auch hilft zu abnehmen de Wahrscheinlichkeit das teilweise verdaut Lebensmittel einschließlich Proteine , Fette und Kohlenhydrate wird Das ist es in der Darm.

Ergänzung mit Probiotika

Das ist ist ein wesentlich Teil von Lactose _ Unverträglichkeit Diät . Die leben oder aktiv Kulturen in Joghurt , Kefir , fermentiertes Gemüse und Nahrungsergänzungsmittel Hilfe zu Bleiben Sie gesund Verdauung trakt . Zunehmend gesund Bakterien in Ihrem Darm können zur Entstehung von Sporen beitragen größer Lactase Produktion , oder bei de sehr zumindest , Hilfe in Verdauung .

Von hinzufügen probiotisch Nahrungsergänzungsmittel und probiotikareiche Lebensmittel Zu Ihrer Ernährung können Sie ändern de Gleichgewicht im Darm, was zu einer besseren Nährstoffaufnahme führt . Verwalten laktose Unverträglichkeit mit Joghurt und Probiotika ist möglich , entsprechend zu einem Studium veröffentlicht in de Tagebuch von Angewendet Mikrobiologie .

Jedoch , probiotisch Nahrungsergänzungsmittel können helfen deutlich mehr für Alles in allem Gesundheit und Wellness als einfach nur die Darmgesundheit . Tatsächlich , entsprechend _ zu einem Studium veröffentlicht in Wissenschaft Täglich unter der Leitung von Dr. Collins Hügel von de Universität von Hochschule Kork in Irland , Probiotika kann sein verwendet in der Zukunft zu Hilfe Kontrolle Krankheit , ohne sich verlassen auf Antibiotika .

Es ist wichtig nach einem Nahrungsergänzungsmittel suchen , das zusätzlich Probiotika enthält Präbiotika abgeleitet von Hitze beständig bodenbasiert Organismen

.

Nehmen Sie kalziumreiche Lebensmittel zu sich

Während Kalzium ist oft gilt als mächtig mineralisch in de kämpfen dagegen Es ist viel _ _ mehr lebenswichtig für uns Gesundheit als einfach unser Knochen . Tatsächlich kalziumreich _ _ Lebensmittel Hilfe fördern Herz Gesundheit und Verwaltung Körper Gewicht . Kalzium reichhaltige Lebensmittel, die jeder sollte in sie integrieren laktose Unverträglichkeit Diät einschließen roh Milch , Joghurt , Kefir, dunkel Grüns mögen gekocht Grünkohl , roh Käse , Sardinen und Brokkoli.

Lebensmittel hinzu Reich in Vitamin K

As erwähnt Oben spielt Vitamin K eine wichtige Rolle Rolle in Kalzium Absorption und Knochen Gesundheit , aber es ist Vorteile tun Damit ist noch nicht Schluss . Es auch hilft fördern Gehirn funktioniert und verbessern Insulinempfindlichkeit . Das ist fettlöslich Vitamin ist gespeichert in die Leber und richtig Ebenen kann sein gestört von Antibiotika Verwenden Sie bestimmte verschreibungspflichtige Cholesterinmedikamente sowie

Reizdarmsyndrom und Leckdarm . Viele Leute wer sind laktoseintolerant _ sind auch Vitamin -K- Mangel , also es ist wichtig _ machen Sicher Du bekommst _ genug in Ihr tägliche Ernährungsroutine . _

Lebensmittel reich in Vitamin K zu hinzufügen zu Ihr laktose Unverträglichkeit Diät einschließen grün blättrig Gemüse , Frühlingszwiebeln , Brüssel Sprossen , Kohl , Brokkoli , Gurken und getrocknet Basilikum . Darüber hinaus fermentiertes , organisches Milchprodukte ist auch reich mit das wesentlich Vitamin .

Knochen hinzufügen Brühe zu Ihre Ernährung

Zentral um bei der Wiederherstellung zu helfen der Darm ist Knochenbrühe . Das ist einfach und Leckere Brühe hilft dabei Körper überwinden Essen Unverträglichkeiten , Empfindlichkeiten und sogar Allergien , bei gleichzeitiger Verbesserung der Gelenke Gesundheit , Förderung der immun System und reduzieren Cellulite .

Lang es brodelt von mit Gras gefüttert Rinderknochen oder _ organisch Freilandhaltung Huhn verwandelt sich de Kalzium , Magnesium , Phosphor , Schwefel und andere Mineralien , Herstellung sie einfacher zu absorbieren . Darüber hinaus das natürliche Kollagen _ und Gelatine gefunden in de Knochen Hilfe zu unterstützen der Magen-Darm -Trakt . Ziel ist es , 8 bis 12 Unzen zu sich zu nehmen Jeden Tag.

Die GAPS- Diät planen war entworfen von Dr. Campbell zu Hilfe reduzieren Entzündung , behandeln Autoimmun Krankheiten , unterstützend gesund neurologisch Funktionieren und minimieren Verdauung Störungen . Wenn Sie haben erfahren de sumrtoms von laktose Unverträglichkeit für Monate , oder Jahre , du kann Starthilfe Ihr Übergang von folgend das Essen planen .

Die Lebensmittel konsumiert werden viele von diese erwähnt oben , wie rohe fermentierte Milchprodukte , Obst und Gemüse reich in Vitamine und Mineralien , gesund Nüsse und Bohnen , Wildfisch , mit Gras gefüttert Rindfleisch und Freilandhaltung Huhn .

Probiotisch Lebensmittel erhöhen de Alles in allem Gesundheit von de Verdauung System und kann Hilfe einfach gemein Verdauung verärgert Symptome (einschließlich r Nährstoff Absorption), stärken die immun System , Unterstützung Gewicht verliert und erhöhen Energie fällig zu mehr Vitamin B12 in de Körper .

Sauerkraut und kimchi sind beides gemacht von fermentiert Kohl und anderes Gemüse das sind Nährstoff reich , und reich mit Enzyme das Hilfe verdauen Lebensmittel . Probiotische Getränke, einschließlich Kwas und kombucha , sind reich mit gesunden Bakterien , die Hilfe mit Leber Entgiftung , zusammen mit Kokosnuss Kefir .

Kokosnuss Kefir ist einfach zuzubereiten _ bei Zuhause mit de gleiche Arten von Kefir Körner verwendet in Milchkefirs _ und ist reich an _ gesund Bakterien gefunden in organisch fermentiert Milchprodukte Produkte .

Kokosnuss Öl ist eins von das Erstaunlichste _ Lebensmittel auf de Planet , und ist leicht konvertiert zu Energie in der Körper . Darüber hinaus ist es hilft, sich zu verbessern Verdauung , Fett verbrennen , töten schlecht Bakterien und Pilze und regulieren Candida in der Körper. Kokosnuss Öl kann verwendet werden für hohe Hitze kochen , es kann ersetzen Milchprodukte in Kaffee und Tee und Es ist einfach backen mit . Es hilft zu kämpfen Entzündung durchgehend de Körper , steigern das Immunsystem System und sogar verhindern Knochen verliert . Für Einzelpersonen , die es sind begrenzen ihr traditionell Milchprodukte Aufnahme , Kokosnuss Öl sollte sein enthalten in ihr Diät .

Ersatz Ghee für Butter

Ghee hat gewesen verwendet für Tausende von Jahre , um sich zu verbessern Verdauung Funktion , reduzieren Entzündung , Unterstützung Gewicht verlieren , stärken Knochen und also viel mehr . Aber das am meisten wichtig Faktor für Einzelpersonen mit laktose Unverträglichkeit – Ghee enthält nur Spur Beträge von laktose das am meisten sind nicht wahrscheinlich zu reagieren zu . Die lang es brodelt Prozesse und Abschöpfen von de Butter entfernt am meisten laktose und Kasein , also Einzelpersonen mit Empfindlichkeit oder Allergien zu Milchprodukte Produkte sollte versuchen ghee . Darüber hinaus , wann erstellt von Milch aus Weidehaltung Kühe , Ebenen von konjugiert Linoleum Säure oder CLA, sind doppelt oder dreifach das von traditionell mit Getreide gefüttert Kühe .

Ghee ist vielseitig und kann sein verwendet für alles von hohe Hitze kochen Toast „ mit Butter bestreichen “ . Wie Kokosnussöl , Ghee ist Teil davon von mein Heilung Lebensmittel Diät .

Wie ist laktose Unverträglichkeit diagnostiziert ?

Wenn Sie Erfahrungen machen Krämpfe , Blähungen und Durchfall nach dem Trinken Milch oder Essen und Milch trinken Produkte , Ihr Arzt Vielleicht möchte ich testen du für laktose Unverträglichkeit . Bestätigende Tests messen Lactase Aktivität in der Körper. Diese Tests Enthalten :

Laktose Unverträglichkeit testen

Eine Milchsäure Unverträglichkeit testen ist ein Blut testen das Maßnahmen Ihr Reaktion des Körpers auf eine Flüssigkeit das Enthält viel Milchsäure Ebenen .

Wasserstoff Atem testen

Ein Wasserstoffatem testen Maßnahmen de Betrag von Wasserstoff in Ihr Atem nach ein Getränk mit hohem Alkoholkonsum konsumieren laktose . Wenn Sie Körper ist unfähig das verdauen _ laktose , die Bakterien in deinem Darm wird brechen es unten stattdessen .

Die Prozesse von welche Bakterien brechen unten Zucker mögen Laktose heißt _ Gärung . Fermentation setzt Wasserstoff und andere frei Gase . Diese Gase werden absorbiert und schließlich ausgeatmet .

Wenn Sie sind nicht voll verdauen laktose , die Wasserstoff Atem testen wird einen höheren Wert anzeigen als normal Betrag von Wasserstoff in Ihr Atem

.

Das ist testen ist häufiger gemacht _ in Kleinkinder und Kinder . Es misst de Betrag von Milchsäure Säure in einer Stuhlprobe . Milchsäure Säure sammelt sich an wann Bakterien in de Darm fermentieren die unverdaute Laktose .

Wie ist laktose Unverträglichkeit behandelt ?

Es gibt derzeit auf keinen Fall zu machen Ihr Körper produzieren mehr laktose . Behandlung für laktose Unverträglichkeit beinhaltet eine Verringerung oder Milch vollständig entfernen Produkte von de Diät .

Viele Leute wer sind laktose intolerant kann Immer noch haben uð bis 1/2 Tasse von Milch ohne erleben irgendwelche Symptome. Laktosefrei Milch Produkte kann auch sein gefunden bei die meisten Supermärkte. Und nicht alle Milchprodukte Produkte enthalten viel Milchsäure . _ _

Du kann Immer noch sein fähig zu essen einige hart Käse , so als Cheddar , Schweizer , und Parmesan , oder kultiviert Milch Produkte mögen Joghurt . Fettarm oder fettfrei Milch Produkte Typischerweise habe weniger Laktose als Nun ja .

Ein Over-the-Counter Lactase Enzym ist verfügbar in Kapseln , Pillen , Tropfen oder kaubar bilden zu nimm vorher verbrauchend Milchprodukte Produkte . Die Tropfen kann auch sein hinzugefügt in einen Karton von Milch .

Leute wer sind laktoseintolerant _ und keine Milch konsumieren oder Milchprodukte Produkte kann bilden mangelhaft in :

- Kalzium
- Vitamin D
- Riboflavin
- Proteine

Nehmen Kalziumpräparate oder _ Essen Lebensmittel das sind beides natürlich hoch in Kalzium oder sind mit Kalzium angereichert ist empfohlen .

Anpassen laktosefrei _ _ Diät und Lebensstil

Symptome wird gehen weg wenn Milch und Milch Produkte werden entfernt _ de Diät . Lesen Essen

Etiketten vorsichtig zu erkennen Zutaten das Kann
Laktose enthalten . Beiseite von Milch und Sahne , schau
mal aus für Zutaten abgeleitet von Milch , so als :

- Molke oder Molke Proteine konzentrieren
- Kasein oder Kaseinate
- Quark
- Käse
- Butter
- Joghurt
- Margarine
- trocken Milch Feststoffe oder Pulver
- Nougat

Viele Lebensmittel das das würdest du nicht Auszug zu
enthalten Milch kann Eigentlich enthalten Milch und
laktose . Beispiele Enthalten :

- Salat Dressings
- gefroren Waffeln
- nicht koscher Mittagessen Fleisch
- Gewürze
- trocken Frühstück Getreide

- Backen mischt

- viele sofort sauer

Milch und Milch Produkte sind oft hinzugefügt zu verarbeitet Lebensmittel . Sogar einige nichtmilchig Cremes und Medikamente kann enthalten Milch Produkte und Laktose .

Laktose Unverträglichkeit kann nicht sein verhindert . Die sumrtoms einer Laktoseintoleranz _ kann sein verhindert von weniger Milchprodukte essen .

Fettarm trinken oder fettfreie Milch kann auch Ergebnis in weniger sūmptoms . Versuchen Sie es Milchprodukte Milch Alternativen so als :

- Mandel

- Flachs

- so

- Reis Milch

Milchprodukte mit de laktose entfernt sind auch verfügbar .

KAPITEL ZWEI

Laktose Unverträglichkeit Diät resíres ;

Teig Rye Brot

Roggen , ganz was Mehl und ein paar andere rantry Artikel sind das alles benötigt zu machen das einfach Laib von Brot .

Vorbereitung : 15 Minuten

Kochen : 45 Minuten

Zusätzlich : 1 Stunde und 30 Minuten

Gesamt : 2 Stunden und 30 Minuten

Portionen : 8

Ausbeute : 1 Laib

Zutaten

1 ¼ Esslöffel warm Wasser (105 bis 115 Grad F/40 bis 45 Grad C)

2 ½ Teelöffel aktiv trocken Hefe

2 Teelöffel Schatz

1 ¾ Tassen Allzweckmehl , aufgeteilt

1 Tasse Roggenmehl _

1 Esslöffel verkürzend , geschmolzen

1 Esslöffel Kümmel Samen , oder zu Geschmack

2 Teelöffel Salz

1 cup ganz was Mehl

Anweisungen

Schritt 1

Kombinieren warm Wasser , Hefe und _ Schatz in einem großen Schüssel ; umrühren sanft . Legen Sie ein trockenes Tuch darüber de Schüssel und lass Das ist es bis Hefe ist gelöst und schaumig , ca. 5 Minuten .

Schritt 2

1 Esslöffel hinzufügen Allzweck Mehl , Roggenmehl , Backfett , Kümmel Samen und _ Salz . Schlag kräftig mit einem Löffel für 2 Minuten , oder vermischen mit einem elektrischen Mixer auf niedrig streuen , kratzen de Seiten und unten _ de Schüssel oft .

Schritt 3

Rühren in ganz Weizenmehl und _ verbleibende 3/4 Tasse Allzweckmehl bis glatt . Abdecken und lassen steigen An einem warmen , zugfreien Ort aufbewahren, bis verdoppelt , 45 bis 60 Minuten .

Schritt 4

Rühren de Teig unten , schlagen etwa 25 Hübe . Ort gefettet _ _ Kastenform , glatt streichen aus de top mit Mehl _ Hand . Abdeckung und lass steigen bis Teig erreicht de top von de Dauer : ca. 40 Minuten . Schritt 5

Vorheizen _ Ofen bis 375 Grad F (190 Grad C).

Schritt 6

Backen _ den vorgeheizten Ofen bis top ist golden braun , 45 bis 50 Minuten . Vorsichtig den Laib herausnehmen von de ran auf eine Arbeit Oberfläche und sanft Tippen Sie auf den Boden Laib . Wenn es hohl klingt , Brot ist fertig .

Ernährung Fakten

Per Portion : 224 Kalorien ; Eiweiß 6,6 g; Kohlenhydrate 44,4 g; Fett 2,5 g; Natrium 584,9 mg.

Schwedischer Roggen Brot II

Ein Aroma rye Brot mit einem Hinweis von Orange und Honig . Ein Freund gab mir ein Laib von das Brot als Gastgeberinnen _ Geschenk und war nachdenklich genug zu pass entlang de resíre .

Vorher : 30 Min

Kochen : 40 Minuten

Zusätzlich : 2 Std. 30 Min

Gesamt : 3 Stunden und 40 Minuten

Portionen : 36

Ausbeute : 7,6–22,9 x 12,7 cm liebt

Zutaten

3 (0,25 Unzen) Packungen aktiv trocken Hefe

1 cup warm Wasser (110 Grad F/45 Grad C)

4 ½ Tassen heiß Wasser

¾ Tasse Honig

3 Tische Salz

1 cup weiß Zucker

3 Tische orange Lebensfreude

1 ½ Esslöffel Kümmel gesät

6 Tische Butter , weich

7 ½ Tassen rye Mehl

7 ½ Tassen Allzweck Mehl

Anweisungen

Schritt 1

In einem kleinen schüsseln , auflösen de Hefe in de warmes (110 Grad F) Wasser . Lass Das ist es Bis es cremig ist, ca. 10 Minuten .

Schritt 2

Gießen Sie das heiß Wasser in einem großen mischen Schüssel , Honig , Salz , Zucker , Orangenschale und

Kümmel hinzufügen _ Samen und Butter ; kurz umrühren . Lass cool zu lauwarm .

Schritt 3

Kombinieren Sie die Hefe Mischung mit der Honig - Orangen -Mischung . Rühren in das Roggenmehl . _ Mischen de Brot Mehl , 1/2 Tasse zu einem Zeitpunkt , bis de Teig kommt zusammen . Drehen Sie das Teig aus auf ein wenig bemehlt Oberfläche und kneten bis glatt und geschmeidig , ca. 8 Minuten . Leicht Öl groß _ Rührschüssel . Ort de Teig in de Schüssel und wenden Sie sich an den Mantel mit Öl . Abdeckung mit einer Feuchtigkeit Handtuch und lass steigen in einem warmen Ort bis verdoppelt in Volumen , ca. 1 Stunde . In der Zwischenzeit drei 9 x 5 Zoll große Stücke leicht einfetten Laib . _

Schritt 4

Drehen Sie das Teig aus auf ein wenig bemehlt auftauchen und teilen hinein drei pädagogisch Stücke . Bilden Sie jeweils Stück in einen Laib und Ort in vorbereitet . _ Abdeckung mit einer Feuchtigkeit Stoff und lass steigen bis verdoppelt in Volumen , ca. 40 Minuten . In der Zwischenzeit vorheizen Ofen bis 350 Grad F (175 Grad C).

Schritt 5

Backen bei 350 Grad F (175 Grad C) für 40 bis 50 Minuten oder bis zum top der Lieben _ sind golden und de Böden klingen hohl wann getappt .

Ernährung Fakten

Per Portion : 236 Kalorien ; Protein 4,8 g; Kohlenhydrate 48,8 g; Fett 2,5 g; Cholesterin 5,1 mg; Natrium 596,6 mg.

Vegan und glutenfreie Brühe Pulver

Dies ist eine Basisbouillon . Nicht wollen zu verwenden kommerziell Gewürze das haben versteckte MSG und andere Zusatzstoffe habe ich recherchiert einige Alternativen . Viele resíres einschließen andere Sorten und Kräuter , die kann oder kann nicht sein richtig für alle Gerichte . Das ist ist eine Basis resíre das kann sein angepasst zu Ihr mag und Vorlieben, aber passend am meisten herzhaft sauer und Eintöpfe . Machen Sicher

Ihre Produkte sind glutenfrei wann kaufen weil einige Hefen sind nicht zertifiziert als so .

Vorher : 10 Min

Gesamt : 10 Minuten

Portionen : 40

Ausbeute : Tassen

Zutaten

2 ½ Tassen Nährhefe Flocken

3 Tische getrocknet selten Flocken

2 Tische getrocknet Zwiebel Flocken

2 Tische getrocknet Knoblauch Flocken

2 Teelöffel Sellerie gesät

2 Teelöffel getrocknet d.ll Unkraut

Anweisungen

Schritt 1

Mischung Hefe Flocken , Petersilie , Zwiebeln , Knoblauch , Sellerie gesät , und Alles zusammen in einem Mixer vermischen bis Mischung ist eine feine Sache Pulver .

Anmerkungen von Cook :

Speichern in ein luftdichter Behälter bei Zimmer Temperatur für uǒ bis 1 Jahr .

Benutzen etwa 1 Esslöffel von Brühe Pulver rel 1 cup von Wasser zum Zubereiten Brühe . Verwenden Sie 1 Teelöffel pro Portion als ein Aufstieg Geschmack in einer Hauptspeise Gericht .

Ernährung Fakten

Pro Portion: 28 Kalorien ; Protein 4,1 g; Kohlenhydrate 3,1 g; Fett 0,4 g; Natrium 3,4 mg.

Huhn mit Brühe

Ein sehr einfach Huhn zu machen - es ist Das Rezept meiner Mutter – horé Es gefällt dir!

Vorher : 5 Min

Kochen: 20 Min

Gesamt : 25 Minuten

Portionen : 4

Ergiebigkeit : 4 Portionen

Zutaten

4 ohne Haut , ohne Knochen Huhn Brust halbiert

4 Esslöffel Margarine

2 Tische Huhn Brühe Granulat

Anweisungen

Schritt 1

Schmelzen Margarine in einem Medium Pfanne über mittel Hitze . Brühe einrühren _ Granulat ; wann geschmolzen zusammen , hinzufügen Huhn und braun, sich wendend oft . Bei Bedarf etwas hinzufügen _ _ mehr Margarine und bouillón . Koch für etwa 20 Minuten , oder bis das Huhn durchgegart ist und Säfte sind klar .

Ernährung Fakten

Per Portion : 225 Kalorien ; Protein 27,4 g; Kohlenhydrate 0,2 g; Fett 12,1 g; Cholesterin 68,5 mg; Natrium 249,2 mg.

Das ist ist nahrhaft _ und köstlich Frühstück Getreide . Benutzen irgendjemand Art von getrocknet Frucht du Wunsch ! Du kann auch verwenden Mandeln in Ort von Walnüsse wenn du wie . Wunderbar wann in Schalen mit Milch serviert und frisch Beeren oder in Scheiben geschnitten frisches Obst.

Vorher : 10 Min

Gesamt : 10 Minuten

Portionen: 16

Ausbeute : 8 Tassen

Zutaten

4 ½ Tassen gerollt Hafer

½ Tasse geröstet was Keim

½ Tasse Weizenkleie _

½ Tasse Hafer Kleie

1 cup Rosinen

½ Tasse gehackt Walnüsse

¼ cup geschädigt braun Zucker

¼ Tasse roh Sonnenblume Samen

Anweisungen

Schritt 1

In einer großen Rührschüssel kombinieren Hafer , Weizen Keim , Weizen Kleie , Hafer Kleie , getrocknet Früchte , Nüsse , Zucker und Samen . Mischen Nun ja . Speichern Müsli in ein genau Behälter . Es bleibt bestehen für 2 Monate bei Zimmer Temperatur .

Ernährung Fakten

Per Portion : 188 Kalorien ; Protein 6,1 g; Kohlenhydrate 31,8 g; Fett 5,7 g; Natrium 3,9 mg.

Hausgemacht Müsli

Das ist besser als der Hafer aus von de verpackt Vielfalt ! Speichern fest abgedeckt . Nehmen Sie eine Portion ab in eine Schüssel geben und hinzufügen überfliegen Milch (und Zuckerersatz , ggf _ du wie).

Vorher : 10 Min

Gesamt : 10 Minuten

Portionen : 8

Ausbeute : 7 1/2 Tassen

Zutaten

4 Tassen ganzer Hafer

1 cup kreuzen Reis Getreide

½ Tasse grob gehackt recans

½ Tasse grob gehackt Mandeln

½ Tasse roh Sonnenblume gesät Kerne

½ Tasse getrocknet Kirschen

½ Tasse golden Rosinen

Richtungen

Schritt 1

Hafer , Reis mischen Getreide , Recans , Mandeln , Sonnenblumen gesät Kerne , getrocknet Kirschen und _ goldene Rosinen zusammen in einem großen Schüssel .

Ernährung Fakten

Per Portion : 361 Kalorien ; Protein 10,2 g; Kohlenhydrate 49,1 g; Fett 15,3 g; Natrium 32,5 mg.

Europäisch Müsli

Ich zuerst Ich habe es genossen , köstlich und nussig Getreide in Deutschland und Österreich , und mehr vor kurzem bei de Naramata Mitte in Britisch Columbia , Kanada . Es ist ausgezeichnet gemischt hinein fruchtig Joghurt .

Vorher : 20 Min

Kochen : 2 Stunden

Gesamt : 2 Stunden und 20 Minuten

Portionen: 16

Ausbeute : 8 Tassen

Zutaten

½ Tasse Weizen Keim

½ Tasse Sesam Samen

½ Tasse Sonnenblume Samen

¼ cup geschält Kürbis Samen

½ Tasse gehackt Cashewnüsse

½ Tasse gehackt Mandeln

½ Tasse geschreddert Kokosnuss

½ Tasse gerollter Weizen

3 Tassen gerollt Hafer

¼ cup Öl

1 ¼ Tassen Honig

1 ½ Teelöffel Vanilleextrakt

Anweisungen

Schritt 1

Vorheizen Ofen bis 225 Grad F (110 Grad C). Leicht Großzügig einfetten _ Backen Blatt .

Schritt 2

Im Großen Schüssel , mischen zusammen Weizenkeime , Sesam Samen , Sonnenblumenkerne , Kürbiskerne , Cashewnüsse, Mandeln , Kokosnuss , gerollt was und gerollt Hafer .

Schritt 3

In einem Medium Sauceran über mittel erhitzen , mischen Öl , Schatz und Vanille . Koch und umrühren einfach bis de Mischung ist heiß . Rühren hinein de was Keim Mischung .

Schritt 4

Verteilen Sie die Mischung auf de vorbereitetes Backblech . _ 1 1/2 Stunden backen im vorgewärmten Zustand Ofen , rühren ungefähr alle 20 Minuten , bis golden braun .

Ernährung Fakten

Per Portion : 300 Kalorien ; Protein 6,4 g; Kohlenhydrate 40,7 g; Fett 14,1 g; Natrium 32 mg.

Das ist ist großartig _ Frühstück das du kann schnappen schnell in der Morgen. Es geht großartig mit einem heißen cup von Kaffee . Es auch hält sehr Nun ja also du Kann einige machen auf Sonntag Nacht und genieße es die ganze Woche!

Vorbereitung : 15 Minuten

Zusätzlich : 1 Std

Gesamt: 1 Stunde und 15 Minuten

Portionen : 4

Ergiebigkeit : 4 Portionen

Zutaten

2 Tassen gerollt Hafer

1 grün Apfel , gehackt

1 Tasse 2 % Milch

1 Tasse fettarmes Gericht Joghurt

1 Banane , gehackt

¼ cup Rosinen

1 Esslöffel gehackt Walnüsse

1 Esslöffel zerteilt Mandeln

1 Esslöffel braun Zucker

1 Esslöffel Schatz

1 Esslöffel orange Saft

Anweisungen

Schritt 1

Mischen Hafer , Apfel , Milch, Joghurt , Banane , Rosinen , Walnüsse , Mandeln , braun Zucker , Honig und _ orange Saft zusammen in einer Schüssel . Chill in Kühlschrank für bei Mindestens 1 Stunde zum Aushärten .

Ernährung Fakten

Pro Portion: 344 Kalorien ; Eiweiß 12,3 g; Kohlenhydrate 62,8 g; Fett 6,2 g; Cholesterin 6,1 mg; Natrium 77,8 mg.

Diese Bars sind großartig Mittagessen Box behandeln .
Benutzen Mandeln oder Macadamianüsse als Variante .

_ _

Portionen : 20

Ergiebigkeit : 20 Riegel

Zutaten

½ Tasse ungesalzen Butter

⅓ Tasse braun verpackt Zucker

3 Tische Schatz

1 Tasse _ _ kochen Hafer

⅓ Tasse gehackt Haselnüsse

⅓ Tasse geraspelte Kokosnuss

⅓ Tasse Sesam Samen

Anweisungen

Schritt 1

Backofen vorheizen bis 350 Grad F (175 Grad C). Fett ein 11x7 Zoll Backen pan .

Schritt 2

In mittel Soße pan , vorbei niedrig erhitzen , kombinieren Butter oder Margarine , braun Zucker und Schatz . Unter Rühren kochen , bis Butter oder Margarine ist geschmolzen und Zucker ist gelöst . Entfernen von Hitze . Haferflocken , Nüsse und Kokosnuss hinzufügen und Sesam Samen . Mischen mit einem Holz bald bis Nun ja kombiniert . Drücken Sie Mischung gleichmäßig hinein de vorbereitete Backform .

—

Schritt 3

Backen für 15 bis 18 Minuten in de vorgewärmt Ofen , bis de top ist goldbraun . Lass cool in der ran und geschnitten hinein Balken .

Ernährung Fakten

Per Portion : 111 Kalorien ; Protein 1,3 g; Kohlenhydrate 10,5 g; Fett 7,6 g; Cholesterin 12,2 mg; Natrium 5,8 mg.

Einfach , gesund und köstlich . Birke Müsli ist eine Erkältung Europäisch Frühstück Getreide das ist gemacht de Tag vorher und platziert in de Kühlschrank über Nacht . Eine Vielzahl von Früchten wie z Äpfel , Äpfel , getrocknet Obst oder frisch Beeren und Nüsse kann sein gerührt kurz davor _ servieren für mehr Geschmack .

Vorher : 5 Min

Zusätzlich : 8 Stunden

Gesamt : 8 Stunden und 5 Minuten

Portionen : 4

Ergiebigkeit : 4 Portionen

Zutaten

2 Tassen gerollt Hafer

3 Tische Rosinen

3 Tische Schatz

1 ½ Tassen einfach Joghurt

1 ¼ Esslöffel so Milch

Anweisungen

Schritt 1

In einer großen Glasschüssel alles verrühren de Hafer ,
Rosinen , Honig , Joghurt und so Milch . Abdeckung und
im Kühlschrank aufbewahren über Nacht vorher
servieren .

Ernährung Fakten

Per Portion : 323 Kalorien ; Protein 12,9 g;
Kohlenhydrate 57,8 g; Fett 5,4 g; Cholesterin 5,5 mg;
Natrium 107 mg.

Obst Mischen Salat

Das ist ist ein Licht Sommer Frucht resíre .

Vorbereitung : 15 Minuten

Gesamt : 15 Minuten

Portionen: 4

Ausbeute : 4 1/2 Tassen

Zutaten

2 Orangen , geschält und geschnitten hinein beißen Größe Stücke

1 cup kernlos rot Trauben

½ Tasse gefleckt und halbiert Bing Kirschen

¼ Tasse goldene Rosinen

¼ Tasse gehackt gefleckt Termine

¼ Tasse Walnusshälften

Anweisungen

Schritt 1

Kombinieren de orange Stücke , Trauben , Kirschen , Rosinen , Datteln und _ Walnüsse in einer Schüssel ; werfen zu kombinieren .

Ernährung Fakten

Per Portion : 187 Kalorien ; Protein 3g; Kohlenhydrate 36,1 g; Fett 5,5 g; Natrium 2,4 mg.

Das ist ist ein köstliches und einfach Salat das mein Schwiegermutter macht .

Vorher : 10 Min

Gesamt : 10 Minuten

Portionen : 6

Ergiebigkeit : 6 Portionen

Zutaten

1 (10 Unzen) Packung gemischt Salat Grüns

1 Rei Avocado – geschält , entkernt und gehackt

1 Rei Tomate , gehackt

1 (6 Unzen) Dose schwarz Oliven , abgetropft

6 Griechisch pepepeoнcini reprs

¼ cup oliv Öl

2 Teelöffel weißer Essig

2 Teelöffel Knoblauchsalz _

1 Teelöffel getrocknet organisch

1 Teelöffel getrocknet Basilikum

3 Unzen geriebener Parmesankäse _

Anweisungen

Schritt 1

Im Großen Schüssel , werfen zusammen de gemischt Gemüse , Avocado , Tomate , Oliven und pepepeoнcini reprs . Set beiseite .

Schritt 2

In einem kleinen Schüssel , Schneebesen zusammen de Öl , Essig, Knoblauch Salz , Oregano und Basilikum . Gießen über de Salat Mischung und werfen zu Mantel . Streuen mit parmesan und dienen .

Ernährung Fakten

Per Portion : 248 Kalorien; Protein 7,6 g; Kohlenhydrate 9,2 g; Fett 21,3 g; Cholesterin 12,5 mg; Natrium 1448 mg.

Frischer , knackiger Salat _ und geworfen mit Scheiben von Schinken und Schweizer Käse , Spargel , Pilze usw dünn Zwiebel Ringe in einer Creme Dijon anziehen .

Vorbereitung : 15 Minuten

Gesamt : 15 Minuten

Portionen : 3

Ergiebigkeit : 3 Portionen

Zutaten

1 (8 Unzen) Packung DOLE® Extra Veggie ™ mit Garten Gemüse

4 Unzen geröstet Schinken oder Türkei Scheiben , schneiden hinein dünn Streifen

2 Scheiben Schweizer Käse, in dünne Scheiben geschnitten Streifen

1 Runde DOLE® Spargel , gekocht , geschnitten in 2-Zoll -Stücke

4 mittlere DOLE White oder Braun Pilze , in Scheiben geschnitten

⅓ Tasse dünn geschnittenes DOLE Red Zwiebel

Salz und Boden schwarz repr zu Geschmack

Cremig Dijon Dressing *:

3 Tische Sherry Wein Essig

2 Teelöffel Senf nach Dijon-Art

1 Gewürznelke Knoblauch , gehackt

1 Teelöffel getrocknetes Organo , zerstoßen

½ Teelöffel Salz

¼ Teelöffel schwarz repr

¼ Tasse Rapsöl _

1 Esslöffel Mayonnaise

Anweisungen

Schritt 1

Kombinieren Salat Mischung , Gemüse von Speck , Schinken , Käse , Spargel , Pilze und Zwiebel in einer großen Schüssel . Werfen mit Creme Dijon Dressing nach Geschmack . Saison mit Salz und repr , zu Geschmack .

Schritt 2

* Cremig Dijon Dressing : Schneebesen Zusammen 3 Tische mit Sherry- Wein Essig , 2 Teelöffel Dijon-Stil Senf , 1 Nelke Knoblauch , gehackt , 1 Teelöffel getrocknet organisch zerkleinert , 1/2 Teelöffel Salz und 1/4 Teelöffel schwarz repr in klein Schüssel . Langsam 1/4 Tasse verquirlen Canola Öl und 1 Esslöffel Mayonnaise , bis gemischt . Ergibt 1/2 Tasse .

Ernährung Fakten

Pro Portion: 437 Kalorien ; Protein 17,2 g; Kohlenhydrate 14,2 g; Fett 34,6 g; Cholesterin 40 mg; Natrium 1033,4 mg.

Gemischt Gemüsesalat I

Das ist Salat ist eine Mischung von frischem Gemüse im italienischen Stil Öl und Essig Marinade .

Vorher : 10 Min

Zusätzlich : 4 Stunden

Gesamt : 4 Stunden und 10 Minuten

Portionen : 8

Ergiebigkeit : 8 Portionen

Zutaten

½ Tasse destilliert weiß Essig

½ Tasse oliv Öl

2 Teelöffel Italienisch Gewürze

½ Teelöffel getrocknet organisch

½ Teelöffel getrocknet Rosmarin

½ Teelöffel Salz und Pfeffer

½ Knoblauchzehe , gehackt

½ Teelöffel getrocknet Basilikum

½ Teelöffel getrocknet Majoran

gemischt frisch Gemüse

Anweisungen

Schritt 1

Schneebesen zusammen de Essig , Olive Öl ,
italienisches Gewürz, Organo , Rosmarin , Salz und
Pfeffer , Knoblauch , Basilikum und Majoran .

Schritt 2

Dressing einfüllen über Gemüse , werfen und chill für
bei mindestens 4 Stunden . Abtropfen von servieren mit
einem Schlitz bald .

Ernährung Fakten

Per Portion : 157 Kalorien ; Protein 2,1 g; Kohlenhydrate
7,9 g; Fett 13,8 g; Natrium 149,9 mg.

Gebacken Fisch Filets

Gut resíre für irgendjemand filetiert Fisch . Bei
Verwendung andere Fisch , Kochzeit kann variieren
enttäuschend auf de Reifen und Dicke von Filets .

Vorher : 10 Min

Kochen : 20 Minuten

Gesamt : 30 Minuten

Portionen: 6

Ausbeute : 6 Portionen

Zutaten

1 Esslöffel Gemüse öl , oder zu Geschmack

2 Runden Makrele Filets

1 Teelöffel Salz

⅛ Teelöffel Boden schwarz repr

¼ cup Butter , geschmolzen

2 Tische Zitronensaft _

⅛ Teelöffel Boden paprika

Anweisungen

Schritt 1

Vorheizen Ofen bis 350 Grad F (175 Grad C). Eine Backform einfetten ran mit Gemüse Öl .

Schritt 2

Ort Makrele Filets in de Backen pan ; Saison mit Salz und repr .

Schritt 3

Mischen Butter , Zitrone Saft und _ paprika zusammen in einer Schüssel . Gießen über Makrele Filets .

Schritt 4

Backen in den vorgeheizten Ofen bis Makrelenflocken leicht zerkleinern mit einer Gabel 20 bis 25 Minuten .

Ernährung Fakten

Per Portion : 399 Kalorien ; Protein 28,3 g; Kohlenhydrate 0,5 g; Fett 31g; Cholesterin 109 mg; Natrium 540,2 mg.

Crísru Fisch Filets

Sogar Leute wer sind nicht Sicher wenn sie Liebe Fisch wird Liebe diese knusprig Filets ! Schnell und Ganz einfach !

Vorher : 10 Min

Kochen : 10 Minuten

Gesamt : 20 Minuten

Portionen : 4

Ausbeute : 4 Portionen

Zutaten

1 Ei

2 Tische vorbereitet gelb Senf

½ Teelöffel Salz

1 ½ Tassen Instant - Kartoffelpüree Flocken

¼ cup Öl für braten

4 (6 Unzen) Seezungenfilets

Anweisungen

Schritt 1

Im Flachwasser Schüssel , Schneebesen zusammen de Ei , Senf und _ Salz ; eingestellt beiseite . Ort de rotieren Flocken in ein anderer flach Gericht .

Schritt 2

Hitze Öl in einem großen schwer Pfanne bei mittlerer bis hoher Hitze.

Schritt 3

Dip Fisch Filets im Ei _ Mischung . Dredge de Filets in de rotieren Flocken , machen Sicher zu völlig Mantel de Fisch . Für extra zerkleinern , in ein Ei tauchen und rotieren Flocken noch einmal .

Schritt 4

Fr Fisch Filets in Öl für 3 bis 4 Minuten auf jeder Seite, oder bis sie golden sind braun .

Ernährung Fakten

Per Portion : 391 Kalorien ; Protein 30g; Kohlenhydrate 26,2 g; Fett 18,1 g; Cholesterin 136,8 mg; Natrium 655,9 mg.

Schnell und Ganz einfach Gebacken Fisch Filet

Wir Liebe Bootfahren hier in den Hamptons In NY. Fluke (Sommer Flunder) Angeln ist eins von unser Favorit rast Zeiten . Die Wasser ist also sauber du kann Eigentlich schau de Fisch geht zu de Haken . Mit frisch

Fisch genießen wir sehr _ Einfache , leckere Rezepte .
Das ist ein Garant !

Vorbereitung: 10 Minuten

Kochen : 25 Minuten

Gesamt: 35 Min

Portionen : 3

Ergiebigkeit : 3 Portionen

Zutaten

1 Runde Flunder Filets

½ Teelöffel Salz

Boden schwarz repr zu Geschmack

1 Esslöffel Zitrone Saft

2 Teelöffel geschmolzen Butter

1 Teelöffel zerkleinert Zwiebel

Anweisungen

Schritt 1

Backofen vorheizen bis 400 Grad F (200 Grad C).

Schritt 2

Ort Flunder in einer Auflaufform ; Saison mit Salz und repr . Mischen Zitrone Saft , Butter und _ Zwiebel zusammen in einer Schüssel ; r über Flunder .

Schritt 3

Backen im vorgewärmten Zustand im Ofen garen , bis der Fisch gar ist ist undurchsichtig und Flocken leicht mit einer Gabel 25 bis 30 Minuten .

Cook's Hinweis :

Irgendein weiß Fisch kann sein verwendet in Ort von de Flunder .

Ernährung Fakten

Per Portion : 165 Kalorien ; Protein 28,6 g; Kohlenhydrate 0,8 g; Fett 4,5 g; Cholesterin 87,4 mg; Natrium 530,9 mg.

Buttermilch Kekse sind gefüllt mit Mozzarella Käse ,
umhüllt Pizza Soße und gebacken zu golden Perfektion .

Vorher : 10 Min

Kochen : 10 Minuten

Gesamt: 20 Min

Portionen : 10

Ausbeute : 10 Kekse

Zutaten

1 (7,5 Unzen) Packung gekühlte Buttermilch Keks Teig

1 Teelöffel getrockneter Oregano

3 Unzen Mozzarella Käse , geschnitten in 3/4 Zoll
Würfel

2 Tische Pizza Soße

Anweisungen

Schritt 1

Vorheizen Ofen bis 375 Grad F (190 Grad C).

Schritt 2

Machen ein Einkerbung Oben auf jedes Gericht ungekocht geben Keks . Füllen Eindrücke mit organisch und ein Mozzarella cubé . Prise de Teig herum de Mozzarella Würfel .

Schritt 3

Ort de Kekse , gekniffen Seite Daunen , auf einem Medium , ungefettet Backen Blatt . Abdeckung mit Pizza Soße .

Schritt 4

Im Ofen backen vorgewärmt 10 bis 12 Minuten im Ofen backen , oder bis golden braun .

Ernährung Fakten

Per Portion : 92 Kalorien ; Protein 3,5 g; Kohlenhydrate 9,8 g; Fett 4,3 g; Cholesterin 5,7 mg; Natrium 281,9 mg.

Vegetarisch Korma

Das ist ist ein einfach und exotisch Indisch Gericht . Es ist reichhaltig , cremig , mild spezifiziert , und extrem geschmackvoll . Servieren mit naan und Reis .

Vorher : 25 Min

Kochen : 30 Minuten

Gesamt : 55 Minuten

Portionen : 4

Ergiebigkeit : 4 Portionen

Zutaten

1 ½ Esslöffel Gemüse Öl

1 klein Zwiebel , gewürfelt

1 Teelöffel zerkleinert frische Ingwerwurzel _

4 Nelken Knoblauch , gehackt

2 Kartoffeln , gewürfelt

4 Karotten , gewürfelt

1 frischer Jalapeno- Repeater , entkernt und in Scheiben geschnitten

3 Tische Boden ungesalzen Cashewnüsse

1 (4 Unzen) Dose Tomate Soße

2 Teelöffel Salz

1 ½ Esslöffel curry Pulver

1 Tasse gefrorenes Grün reas

½ grün Glocke repr , zerhackt

½ rot Glocke repr , zerhackt

1 cup schwer Sahne

1 Bund frisch Koriander zum Garnieren

Anweisungen

Schritt 1

Hitze de Öl In einer Pfanne auf mittlerer Stufe erhitzen Hitze . Rühren in de Zwiebel , und kochen bis Ausschreibung . Mischen in Ingwer und Knoblauch hinzufügen und 1 Minute weiterkochen . Mischen Kartoffeln , Karotten , Jalaren , Cashewnüsse und Tomate Soße . Saison mit Salz und curry Pulver . Koch und 10 Minuten rühren , oder bis Kartoffeln sind zart .

Schritt 2

Rühren grün , grün Glocke repr , rot Glocke repr , und Sahne hinein de Pfanne . Reduzieren Hitze zu niedrig , abdecken und _ 10 Minuten köcheln lassen . Mit garnieren cilantro zu dienen .

Ernährung Fakten

Per Portion : 462 Kalorien ; Protein 8,6 g; Kohlenhydrate 41,3 g; Fett 31,1 g; Cholesterin 81,5 mg; Natrium 1433,9 mg.

Chicago-Stil Heiß Hund

Die Chicago Dog ist ein Windhund Stadt klassisch und groß _ _ Favorit mit Sorten Fans ! Das ehrliche Muss sein Vollrindfleisch , das Brötchen muss zubereitet werden , das Zutaten muss sein gestapelt auf das Brötchen _ de bestellen präzisiert . Und was auch immer du tun , nicht tun so de Herrlich mit Ketchup !

Vorbereitung: 10 Minuten

Kochen : 5 Min

Gesamt : 15 Minuten

Portionen : 1

Ausbeute : 1 heiß Hund

Zutaten

1 reines Rindfleisch heiß Hund

1 Artikel Hot- Dog-Brötchen

1 Esslöffel gelber Senf

1 Esslöffel süß grün Pickle genießen

1 Esslöffel gehackt Zwiebel

4 Tomaten Keile

1 Dollar Pickle scher

2 Sorten Paprika

1 Strich Selleriesalz _

Anweisungen

Schritt 1

Bringen Sie etwas mit von Wasser zum Kochen bringen . Reduzieren Hitze zu niedrig, Hot Dog platzieren in Wasser und _ 5 Minuten kochen lassen oder bis fertig . Nehmen Sie den Hot Dog heraus und stellen Sie ihn bereit beiseite . Vorsichtig Stellen Sie einen Dampfgarer auf Korb hinein de pot und Dampf de heiß Hundebrötchen 2 Minuten oder bis warm .

Schritt 2

Ort heiß Hund in de gedämpftes Brötchen. Haufen auf de Toppings in das Bestellung : gelber Senf, süß grün Pickle Relish , Zwiebel , Tomate Keile , Pickel sbrear , srórt Repräsentanten und _ Sellerie Salz . Die Tomaten sollte sein eingebettet dazwischen de heiß Hund und de top von das Brötchen. Ort de Pickle dazwischen de heiß Hund und de unten von das Brötchen. Nicht sogar denke ungefähr Ketchup !

Ernährung Fakten

Per Portion : 377 Kalorien ; Protein 12,4 g; Kohlenhydrate 38g; Fett 19,7 g; Cholesterin 30,2 mg; Natrium 2386,7 mg.

Jenny's Gegrillt Huhn Brüste

Das ist ist de resíre das mein Freunde und Familie Ich werde mich immer noch darum bitten machen wann de grillen ist gebracht aus . Es ist also einfach und vielseitig und _ kann sein versucht auf verschiedene Fleischsorten . _ Ich mag es mit überbacken Kartoffeln , gebacken rotatoes oder Reispilaw . _ Versuchen Sie es es mit cilantro oder organisch Stattdessen Petersilie . Speichern Reste für Salat de als nächstes Tag .

Vorbereitung : 15 Minuten

Kochen : 30 Minuten

Gesamt : 45 Minuten

Portionen: 4

Ergiebigkeit : 4 Portionen

Zutaten

4 ohne Haut , ohne Knochen Huhn Brust halbiert

½ Tasse Zitrone Saft

½ Teelöffel Zwiebelpulver _

Boden schwarz repr zu Geschmack

Gewürze Salz zu Geschmack

2 Teelöffel getrocknet selten

Anweisungen

Schritt 1

Vorheizen ein im Freien grillen für mittelhoch Hitze und
_ leicht Öl rosten .

Schritt 2

Dip Huhn in Zitrone Saft und _ streuen mit de Zwiebel
Pulver , gemahlenes schwarzes Pulver , Gewürze Salz
und arsley . Verwerfen die restliche Zitrone Saft .

Schritt 3

Koch auf de vorbereitet 10 bis 15 Minuten grillen per
Seite , oder bis nein länger rosa und Säfte sind klar .

Ernährung Fakten

Per Portion : 139 Kalorien ; Protein 27,4 g;
Kohlenhydrate 3g; Fett 1,5 g; Cholesterin 68,4 mg;
Natrium 78,2 mg.

Gegrillt Karibik Huhn Brüste

HIER ist ein Rezept, um Ihrer Kreativität freien Lauf zu
lassen Säfte fließen! Huhn Brüste mariniert in de

Aromen von de Karibik Zutaten : Zitrusfrüchte ,
Knoblauch , Kräuter und ein wenig Scharfe Soße zum
Würzen ! Das ist resíre ist von Die WEBB- Köche ,
Artikel und Rezepte von Robun Webb , mit freundlicher
Genehmigung von de Amerikanische Diabetes-
Vereinigung. Vorbereitung Zeit : 10 Minuten .
Vorbereitung Zeit : 10 Minuten .

Portionen : 6

Ergiebigkeit : 6 Portionen

Zutaten

¼ cup frisch orange Saft

1 Teelöffel orange Lebensfreude

1 Esslöffel oliv Öl

1 Esslöffel frisch Limette Saft

1 Teelöffel frisch gehackt Ingwer Wurzel

2 Nelken Knoblauch , gehackt

¼ Teelöffel heiß repr Soße

½ Teelöffel gehackt frisch organisch

1 ½ Hähnchenbrust ohne Haut und Knochen

Richtungen

Schritt 1

In einem Mixer vermengen de Orangensaft , Orange Rolle , Olive Öl , Limette Saft , Ingwer , Knoblauch , scharf repr Soße und organisch . Mischung in eine Marinade .

Schritt 2

Ort Hähnchenbrust in einem porenfreien Glas Gericht oder Schüssel . Gießen Marinade über Hähnchen , Schüssel oder Schüssel abdecken und im Kühlschrank aufbewahren zu marinieren für bei mindestens 2 Stunden, oder Bis zu 24 Stunden .

Schritt 3

Vorheizen Ofen zu grillen ODER vorheizen grillen zu mittel hoch Hitze und leicht Öl rosten .

Schritt 4

Hähnchen herausnehmen _ Marinade (entfernen von allen Resten Marinade) und grillen oder 6 Zoll grillen von die Wärmequelle _ für ca. 7 Minuten per Seite , oder bis Huhn ist gekocht durch und nein länger rosa drinnen .

Die Ernährung Daten für das resíre beinhaltet Informationen für die volle Menge _ _ Marinade Zutaten . Je nachdem marinieren Zeit , Zutaten , Kochmethode usw. , die _ tatsächlich Betrag von de Marinade verbraucht wird variieren .

Ernährung Fakten

Per Portion : 60 Kalorien ; Protein 7g; Kohlenhydrate 1,8 g; Fett 2,7 g; Cholesterin 17,1 mg; Natrium 24,7 mg.

Gegrillt Huhn Brüste mit Frische Erdbeersalsa _

Das ist ist wunderbar _ gegrillt Huhn resíre das wird mit einem Gewürz serviert Erdbeere salsa . Ein tolles gehen zu Gericht für frisch Erdbeeren wann in Saison !

Vorher : 25 Min

Kochen : 10 Minuten

Zusätzlich : 2 Std

Gesamt : 2 Stunden und 35 Minuten

Portionen : 4

Ausbeute : 4 Hühner Brüste

Zutaten

4 (6 Unzen) ohne Haut, ohne Knochen Huhn Brusthälften _

Salz und repr zu Geschmack

1 Serrano chile , gesät und zerkleinert

1 Knoblauchzehe , gehackt

1 Teelöffel chili Pulver

2 Tische Himbeere Essig

¼ cup oliv Öl

2 Tassen frisch geschnitten Erdbeeren

2 Tische gehackt frisch Minze

2 Tische weiß Zucker

1 Serrano chile , gesät und zerkleinert

⅓ cup zerkleinert rot Zwiebel

2 Esslöffel Himbeeressig

Salz und repr zu Geschmack

¼ cup sauer Sahne

Anweisungen

Schritt 1

Pfund de Huhn Brust halbiert mit Fleisch _ Hammer bis 1/2 Zoll dick . Saison mit Salz und repr und Ort in ein wiederverschließbares Format Kunststoff Tasche oder klein Backen Gericht . Schneebesen zusammen 1 serrano Chili , Knoblauch , Chili Pulver und 2 Esslöffel _ Himbeere Essig in einem kleinen Schüssel . Schneebesen in de oliv Öl bis dann inkorporiert _ r de Marinade über de Huhn Brüste , Brüste aus Überschüsse Luft , und versiegeln . Ort hinein de In den Kühlschrank stellen und 2 bis 3 Stunden marinieren .

Schritt 2

Während das Huhn marinieren , werfen de Erdbeeren mit de Minze und Zucker in einer Schüssel . Abdeckung , und Anschließend 1 Stunde im Kühlschrank lagern falten in de verbleibend serrano chile , rot eine Zwiebel und 2 Esslöffel Himbeeressig . Saison zu Mit Salz abschmecken und repr . Lass de salsa stehen bei Zimmer Temperatur für 20 Minuten vor dem Servieren.

Schritt 3

Vorheizen Ein Outdoor -Grill für mittlere bis hohe Temperaturen Hitze und _ leicht Öl rosten .

Schritt 4

Entfernen die Hähnchenbrust _ aus der Marinade und _ schütteln aus Überschüsse . Verwerfen de verbleibend Marinade . Koch de Huhn auf dem Grill bis nein länger rosa in das Zentrum und de Die Säfte sind nach 3 bis 5 Minuten klar per Seite . Servieren mit de Erdbeere salsa und ein Dollor von sauer Sahne .

Ernährung Fakten

Per Portion : 408 Kalorien ; Protein 36,8 g; Kohlenhydrate 17,6 g; Fett 21g; Cholesterin 103,2 mg; Natrium 104,4 mg.

Das ist resíre ist also gut und überraschend einfach . Die Huhn kommt aus von de Ofen kreuzen Noch nicht bleibt am meisten mit ein verwöhnende Füllung. Huhn kann sein gefüllt und verpackt de Nacht zuvor; Ideal zur Unterhaltung! Ich mag zu servieren das mit rasta oder mit püriert rotatoes und eine schnelle Soße . Kohlenhydrate bewusst ? Dieses Rezept auch geht großartig mit Salat _ von gemischt Grüns und Vinaigrette .

Vorbereitung : 35 Minuten

Kochen : 45 Minuten

Gesamt : 1 Stunde und 20 Minuten

Portionen : 4

Ergiebigkeit : 4 Portionen

Zutaten

2 Tische oliv öl , geteilt

2 Schalotten , gehackt

1 Gewürznelke Knoblauch , gehackt

1 Teelöffel gehackt frischer Thymian

¼ Teelöffel Salz

¼ Teelöffel Boden schwarz repr

¾ cup weich Ziege Käse

3 Datteln , gehackt

1 Esslöffel gehackter frischer Basilikum

4 ohne Haut , ohne Knochen Huhn Brust halbiert

4 groß , dünn Scheiben von prosciutto

Anweisungen

Schritt 1

Vorheizen Ofen bis 350 Grad F (175 Grad C). 1 Esslöffel darauf verteilen Olivenöl _ _ beim Backen _ Blatt , und eingestellt beiseite .

Schritt 2

1 Esslöffel erhitzen von Olivenöl in einer Pfanne darüber
geben mittel Hitze . Rühren in de Schalotten und _
kochen bis Sie werden nach etwa 3 Minuten
durchscheinend . Unterrühren _ de Knoblauch , Thymian
, Salz und Pfeffer ; kochen und umrühren ein weitere 2
Minuten . Übertragen de schalotten Mischung in eine
Schüssel geben . Die Ziege untermischen Käse , Datteln
und _ Basilikum ; umrühren bis Nun ja kombiniert .

Schritt 3

Mit einem scharfen Messer , 2,5 cm lang schneiden
aufgeschlitzt hinein de dick Seite von jeder Huhn Brust .
Arbeit Ihr Finger in den Schlitz hinein und ausdehnen de
aufgeschlitzt zu eine Rakete bilden in de Brust Fleisch .
Mit deinen Fingern oder einem Löffel , so jeder Huhn
Brust mit etwa 1/4 Tasse von de Ziege Käse Mischung .
Draht weg von jeglichem Käse Mischung von die
Außenseite von de Huhn Brust , und wickeln Jede Brust
in einer Scheibe von prosciutto also das de rakete

Eröffnung ist abgedeckt . Ort de Huhn Brüste , Naht Seiten nach unten, auf de vorbereitet Backen Blatt .

Schritt 4

Backen in de vorgewärmt Ofen bis zum Huhn Fleisch ist nein länger rosa und de prosciutto ist gebräunt und knusprig, ungefähr 40 Minuten . Drehen Sie das Huhn Brüste über nach 20 Minuten .

Ernährung Fakten

Pro Portion: 402 Kalorien; Protein 35,6 g; Kohlenhydrate 10,4 g; Fett 24g; Cholesterin 105,5 mg; Natrium 530,2 mg.

Gebacken Spargel mit Balsamico Butter Soße

Das ist einfach _ und köstlich Beilage . Frisch Spargel ist zart gebacken und mit einer Mischung angemacht _ _ Butter , Soja Soße , und Balsam Essig .

Vorher : 10 Min

Kochen: 12 Min

Zusätzlich : 3 Min

Gesamt : 25 Minuten

Portionen: 4

Ergiebigkeit : 4 Portionen

Zutaten

1 Runde frisch Spargel , geschnitten

kochen sprühen

Salz und Reper zu Geschmack

2 Tische Butter

1 Esslöffel so Soße

1 Teelöffel Balsamico -Essig

Anweisungen

Schritt 1

Vorheizen Ofen bis 400 Grad F (200 Grad C).

Schritt 2

Ordnen de Spargel auf einem Backblech . Mantel mit
kochen sprühen , und Saison mit Salz und Pfeffer.

Schritt 3

Den Spargel 12 Minuten im Ofen backen vorgewärmt Ofen , oder bis Ausschreibung .

Schritt 4

Schmelzen de Butter in einem Topf über mittelgroß Hitze . Vom Herd nehmen und _ umrühren in so Soße und Balsam Essig . Gießen über de gebacken Spargel zum Servieren .

Ernährung Fakten

Per Portion : 77 Kalorien ; Protein 2,8 g; Kohlenhydrate 4,9 g; Fett 5,9 g; Cholesterin 15,3 mg; Natrium 307,7 mg.

Blatt Pan Zitrone Butter Knoblauch Garnelen mit Spargel

Habe Abendessen bereit in weniger als 30 Minuten mit Das ist ok und einfach ein-ran geröstet Zitrone Butter Garnelen und Spargel mit Knoblauch gewürzt .

Vorbereitung: 10 Minuten

Kochen : 12 Minuten

Gesamt : 22 Minuten

Portionen : 4

Ergiebigkeit : 4 Portionen

Zutaten

kochen sprühen

1 Pfund frisch Spargel , geschnitten

2 Tische oliv öl , geteilt

4 Nelken Knoblauch , gehackt

Salz , geteilt

1 Prise Boden schwarz repr , geteilt

1 ½ Runde ungekochtes Medium Garnelen , gewirbelt und entwickelt

1 Teelöffel paprika

3 Tische Butter , gewürfelt

3 Tische Zitronensaft _

Anweisungen

Schritt 1

Vorheizen Ofen bis 400 Grad F (200 Grad C). Richten Sie ein 9 x 12 Zoll großes Backblech aus ran mit abschnitt paper und fett mit kochen sprühen .

Schritt 2

Ort Spargel auf de vorbereitet Backform und _ Nieselregen mit 1 Esslöffel oliv Öl . Mit bestreuen Knoblauch , 1 Teelöffel Salz und 1/2 Teelöffel _ reprer ; werfen bis Nun ja beschichtet . Ordnen Spargel in einem einzigen Schicht .

Schritt 3

Backen in den vorgeheizten Ofen bis leicht zart , ca. 6 Minuten .

Schritt 4

Entfernen von Ofen und Ort Garnelen auf eins Seite von de pan . Nieselregen mit 1 Esslöffel übrig oliv Öl , 1 Teelöffel Salz , 1/2 Teelöffel repr , und geraucht paprika ; werfen bis Nun ja beschichtet . Ort Garnelen in einem einzigen Schicht als nächstes zu de Spargel . Top Spargel und Garnelen mit gewürfelter Butter .

Schritt 5

Braten in de vorgewärmt Ofen bis Garnelen ist ca. 6 Minuten . _ _

Schritt 6

Entfernen ran von backen und mit Zitrone beträufeln Saft .

Ernährung Fakten

Per Portion : 300 Kalorien ; Protein 30,7 g; Kohlenhydrate 6,9 g; Fett 17,1 g; Cholesterin 281,8 mg; Natrium 1524,8 mg.

Balsamico Ziege Käse Ausgestopft Huhn Brüste

Ich habe es gemacht das uð und mein Mann und Kinder Ich habe es geliebt !

Vorbereitung : 15 Minuten

Kochen: 30 Min

Gesamt: 45 Min

Portionen : 2

Ergiebigkeit : 2 Portionen

Zutaten

1 Teelöffel oliv Öl

1 Schalotte , fein entschieden

1 cup Balsam Essig

2 ohne Haut , ohne Knochen Huhn Brust halbiert

2 Unzen Ziege Käse , geteilt

Anweisungen

Schritt 1

auf 350 Grad F (175 Grad C) vorheizen .

Schritt 2

Hitze oliv Öl in einer Pfanne erhitzen über mittel Hitze ;
kochen und umrühren schalotten bis durchscheinend , ca.
5 Minuten . Gießen Sie Balsamico- Essig hinein hinein
Pfanne und bringen zum Kochen bringen. Reduzieren
Hitze zu niedrig und köcheln lassen , bis es balsamisch

ist Essig Mischung ist reduziert um die Hälfte, etwa 10 Minuten . Rühren oft .

Schritt 3

Schneiden Sie die Hähnchenbrust ab eins Seite durch de Mitte horizontal zu innerhalb eine Hälfte Zoll von de andere Seite . Oren die beiden Seiten und Verteile sie _ mögen ein open Buch .

Schritt 4

Verbreiten die Hälfte de Ziege Käse auf eins die Hälfte von jeweils Hähnchenbrust _ und 1/3 davon beträufeln der reduzierte Balsam Essig Mischung über de Ziege Käse . Nah dran de Huhn Brüste über de Ziege Käse und sicher mit Zahnstocher . Ordnen Huhn in ein Backen Gericht . Nieselregen mit verbleibendes 1/3 davon Balsam Reduzierung .

Schritt 5

Backen in de vorgewärmt Ofen bis de Huhn ist nein länger rosa im Inneren , die füllen ist heiß , und der Saft bleibt klar , 30 bis 35 Minuten . Eine sofortige Lektüre

Fleisch Thermometer eingefügt hinein de Zentrum einer Fülle Brust sollte lesen bei Mindestens 160 Grad F (70 Grad C).

Du kann Fügen Sie auch sautiert hinzu Pilze wenn du mögen sie .

Ernährung Fakten

Per Portion : 340 Kalorien ; Protein 30,1 g; Kohlenhydrate 23,5 g; Fett 13,5 g; Cholesterin 83,2 mg; Natrium 229,5 mg.

Huhn Brust Ausgestopft mit Spinach Blau Käse und Speck

Das ist ist ein Rezept, das ich bekommen habe uð mit während versuchen zu verwenden uð einige Reste von ein anderer resíre . Du kann hinzufügen mehr oder weniger Pfeffer abhängig auf Ihr Geschmack . MEINE Familie mochte es horé du tun zu .

Vorbereitung : 15 Minuten

Kochen : 30 Minuten

Gesamt: 45 Min

Portionen : 4

Ergiebigkeit : 4 Portionen

Zutaten

8 Scheiben Speck

4 ohne Haut , ohne Knochen Huhn Brust halbiert –
abgerundet bis 1/2 Zoll Dicke

1 (10 Unzen) Packung gefroren gehackt aufgetaut ,
aufgetaut und verklagt trocken

1 Tasse zerkrümeltes Blau Käse

2 Esslöffel Allzweckmittel Mehl

⅛ Teelöffel gemahlen schwarz repr

¼ Teelöffel Salz

2 Tische oliv Öl

Anweisungen

Schritt 1

Koch Speck knusprig braten . Ich bevorzuge zu
Verwenden Sie einen Innengrill . Speck kann auch sein

gekocht in einer Pfanne über mittelhoch Hitze , oder de Mikrowelle bei etwa 1 Minute per scheibe . Abtropfen auf paper Handtücher und _ eingestellt beiseite .

Schritt 2

Vorheizen de Ofen bis 350 Grad F (175 Grad C). In einer mittelgroßen Schüssel umrühren zusammen de spinnen und blau Käse . Zerbröckeln in der Speck und umrühren zu verteilen .

Schritt 3

Lay de Huhn Brust halbiert sich sauber _ _ Oberfläche und _ verteilen de spinnen Mischung gleichmäßig auf de Zentren von sie . Falten de Huhn über de befüllen und sichern _ _ Zahnstocher . Rühren Sie das zusammen Mehl , Salz und repr bei einem Abendessen Teller . Rollen de Huhn in de Mehl beschichten .

Schritt 4

Hitze de Öl in einer Pfanne über mittelhoch Hitze . Schnell braun jeder Stück von Huhn auf top und unten.

Auf eine leicht gefettete Backfläche legen Gericht , und Mit einem Deckel abdecken oder Aluminium Folie .

Schritt 5

30 Minuten backen _ in de vorgewärmt Ofen , bis Huhn Säfte sind klar , und füllen ist heiß .

Ernährung Fakten

Per Portion : 444 Kalorien ; Protein 41,6 g; Kohlenhydrate 7,1 g; Fett 27,4 g; Cholesterin 112,8 mg; Natrium 1154,3 mg.

Wurst Pilz Quiche mit Schwer Creme

Das ist resíre kam von mein Schwiegermutter . Ich könnte im wahrsten Sinne des Wortes eins essen von diese alle von mir selbst.

Vorher : 20 Min

Kochen : 45 Minuten

Zusätzlich : 10 Min

Gesamt : 1 Stunde und 15 Minuten

Portionen: 16

Ergiebigkeit : 16 Portionen

Zutaten

½ Runde Schweinswurst _

¾ Runde in Scheiben geschnitten frisch Pilze

¼ cup Butter

2 gefrorene Tortenböden , aufgetaut _ und bereit zu backen

1 cup schwer Sahne

2 Eier , geschlagen

1 Esslöffel Allzweck Mehl

1 Esslöffel geschmolzen Butter

1 Esslöffel Zitrone Saft

Salz und repr zu Geschmack

½ Tasse geschreddert Parmesankäse _

Anweisungen

Schritt 1

Vorheizen ein Ofen bis 400 Grad F (200 Grad C). Backen Kuchen Muscheln in de vorgewärmt Ofen bis Rand von Kruste ist golden , etwa 10 Minuten . Set Kruste beiseite , und niedriger de Hitze bis 350 Grad F (175 Grad C).

Schritt 2

Groß erhitzen _ Pfanne über mittelhoch Hitze und _ umrühren in de Wurst . Koch und umrühren bis de Wurst ist bröckelig , gleichmäßig gebräunt , und nein länger rosa . Ort die Wurst auf einem Handtuch gefüttert Platte und verwerfen überschüssiges Fett _ aus dem ran . Fügen Sie die hinzu Pilze und Butter zu de Pfanne und _ kochen und umrühren bis de Pilze sind hellgolden _ braun , ca. 5 Minuten . Verbreiten Wurst und Pilze gleichmäßig über de unten von Kuchen Krusten .

Schritt 3

Kombinieren de Sahne , Eier , Mehl , Butter , Zitrone Saft , Salz und _ repr in einem Medium Schüssel . Gießen hinein die Teigkruste zugeben _ _ Ei Mischung zu gründlich abdecken de Wurstmischung . Streuen top mit Parmesan Käse .

Schritt 4

Backen bis Licht und Puffy , etwa 35 Minuten . Erlauben _ 10 Minuten stehen lassen vorher schneiden .

Ernährung Fakten

Per Portion : 226 Kalorien ; Protein 5,4 g; Kohlenhydrate 9,6 g; Fett 18,7 g; Cholesterin 63,1 mg; Natrium 321,5 mg.

Maui Wowie Garnelen

Ganz einfach resíre zu rut zusammen für diesen entspannten „Maui Wow "-Menschen. Großartig für der Strand oder Hinterhofgrill . Du wird sein überrascht von de onolisious Geschmack . Das ist Gericht immer bekommt de Shaka Zeichen !

Vorbereitung : 15 Minuten

Kochen : 10 Minuten

Gesamt: 25 Min

Portionen : 6

Ergiebigkeit : 6 Portionen

Zutaten

2 Runden ungekocht mittel Garnelen , gewirbelt und entdarmt

1 Prise Knoblauchsalz , oder zu Geschmack

gemahlener schwarzer Stoff zu Geschmack

¼ Teelöffel Cayennepfeffer repr , oder nach Geschmack (optional)

1 cup Mayonnaise

1 Zitrone , geschnitten hinein Keile

Anweisungen

Schritt 1

Vorheizen im Freien grillen für mittlere Hitze und leicht Öl de rosten .

Schritt 2

Thread Garnelen auf Spieße . Saison beides Seiten von Garnelen mit Knoblauch Salz und schwarz reprer ; wenn Sie es verwenden Cayennepfeffer , sehen Sie Cook's Hinweis .

Schritt 3

Großzügig Mantel beides Seiten von Garnelen mit Mayonnaise .

Schritt 4

Garnelen kochen auf erhitzt grillen bis Garnelen sind leuchtend rosa auf der Außenseite und opa☐ue auf de innen , und de Mayonnaise wird golden braun , 5 bis 10 Minuten auf jeder Seite . Servieren mit Zitrone Keile .

Cook's Hinweis :

Cayennepfeffer kann sein hinzugefügt mit de Knoblauch Salz und schwarz repr , oder 1/4 Teelöffel mischen hinein Mayonnaise vorher Beschichtung Garnelen , für einen würzigeren Geschmack .

Ernährung Fakten

Per Portion : 381 Kalorien; Protein 25,1 g; Kohlenhydrate 1,3 g; Fett 30,4 g; Cholesterin 244,4 mg; Natrium 528 mg.

Luft Friteuse Zuccchini Chirs

Knusprig , käsig gebraten zuccchini Chips ohne de Schuld am Frittieren . Das ist das perfekt Weg zu machen verwenden von denen, die es in Hülle und Fülle gibt zuccchini von de Garten ! Servieren mit Marinara Soße für dipping .

Vorher : 10 Min

Kochen : 24 Minuten

Gesamt : 34 Minuten

Portionen : 4

Ergiebigkeit: 4 Portionen

Zutaten

1 cup ranko Brot Krümel

¾ cup gerieben Parmesan Käse

1 Medium zuccchini , dünn in Scheiben geschnitten

1 groß Ei , geschlagen

kochen sprühen

Anweisungen

Schritt 1

Vorheizen ein Luft Frittiergerät auf 175 ° C (350 ° F)
vorheizen Beginnen Sie mit der Vorbereitung zucchini .

Schritt 2

Kombinieren ranko und Parmesan Käse auf einem Teller
. 1 Zucchinischeibe hineintunken _ _ geschlagen Ei dann
hinein ranko Mischung , Pressung zu Mantel . Ort
zuccchini Scheibe auf einem Draht Backen Rack und
wiederholen mit verbleibend Scheiben . Leicht sprühen
zuccchini Scheiben mit kochen sprühen .

Schritt 3

Ort als viele zuccchini Scheiben in de Luft Fritteuse
Korb wie du kannst ohne überlappend sie .

Schritt 4

Koch für 10 Minuten . Flir mit Zange . Koch für 2 Minuten mehr . Aus der Heißluftfritteuse nehmen und erneut zubereiten mit verbleibend zuccchini Scheiben .

Ernährung Fakten

Per Portion : 160 Kalorien ; Protein 10,8 g; Kohlenhydrate 21,1 g; Fett 6,6 g; Cholesterin 59,7 mg; Natrium 383,8 mg.

Fisch Filets Italienisch

Cod und Schellfisch Filets Arbeit Nun ja für das geschmort Gericht . Ein Extra Einfach und schnell zu erreichen Sorgen Sie für eine hervorragende Verkostung Fisch Gericht ! Servieren über Reis.

Vorher : 10 Min

Kochen : 15 Min

Gesamt : 25 Minuten

Portionen : 4

Ergiebigkeit : 4 Portionen

Zutaten

2 Tische oliv Öl

1 Zwiebel , in dünne Scheiben geschnitten

2 Knoblauchzehen , gehackt

1 (14,5 Unzen) Dose entschieden Tomaten

½ Tasse schwarz Oliven , entkernt und in Scheiben geschnitten

1 Esslöffel gehackt frisch selten

½ Tasse trocken weiß Wein

1 Runde cod Filets

Anweisungen

Schritt 1

Im Großen braten pan , Hitze Öl über mittel Hitze . Anbraten Zwiebeln und Knoblauch in Olivenöl _ bis erweicht .

Schritt 2

Rühren in Tomaten , Oliven , Petersilie und _ Wein . Köcheln für 5 Minuten .

Schritt 3

Ort Filets in Soße . Köcheln für etwa 5 weitere Minuten , oder bis Fisch wird weiß .

Ernährung Fakten

Per Portion : 230 Kalorien ; Protein 21,2 g; Kohlenhydrate 8,2 g; Fett 9,4 g; Cholesterin 41 mg; Natrium 458,7 mg.

Tofu - Fischfilet _ _ Sandwiches

Wenn Sie sind Vegetarier _ wer nicht essen Fisch , aber immer noch haben das Sehnsucht für einen saftigen Fisch Sandwiches , diese Tofu- „ Fisch" -Sandwiches mit Brotkrümelkruste wird Schlag Ihr Verstand !

Vorbereitung : 15 Minuten

Kochen : 30 Minuten

Gesamt : 45 Minuten

Portionen : 4

Ergiebigkeit : 4 Portionen

Zutaten

1 (12 Unzen) Packung fester Tofu – abgetropft , gehackt trocken , und in 4 Scheiben geschnitten

1 Tasse Semmelbrösel _

1 Teelöffel kelp Pulver

¼ Teelöffel Knoblauchpulver _

¼ Teelöffel paprika

¼ Teelöffel Zwiebel Pulver oder Flocken

1 Teelöffel Salz

oliv öl , as benötigt

Tatar Soße

½ Tasse Mayonnaise

¼ cup d.ll Pickle genießen

1 Esslöffel frisch Zitrone Saft

4 ganze was Hamburger Brötchen , geteilt

Anweisungen

Schritt 1

Vorheizen Ofen bis 350 Grad F (175 Grad C).

Schritt 2

In eine Schüssel geben Semmelbrösel zusammen mit Seetang _ Pulver , Knoblauch Pulver , Paprika , Zwiebel Pulver und Salz . Dip Tofu Scheiben hinein oliv öl , dann Brot Krümel Mischung , Mischung leicht gut beschichten . _

Schritt 3

Backen auf einem Backblech in vorgewärmt Ofen für 30 Minuten . Wann Die erste Seite ist golden braun und leicht kreuzen , umdrehen und _ fertig Backen .

Schritt 4

In der Zwischenzeit mischen zusammen Mayonnaise , Relish und _ Zitronensaft bis _ gut gemischt . Wenn Tofu ist fast fertig Beim Backen jede Brötchenhälfte bestreichen mit oliv Öl , und Toast in der Ofen . Mit Remoulade servieren _ und Ihr Favorit Sandwich-Gewürze.

Ernährung Fakten

Per Portion : 622 Kalorien ; Eiweiß 21,4 g; Kohlenhydrate 43,7 g; Fett 41,6 g; Cholesterin 10,6 mg; Natrium 1331,9 mg.

Ich habe vor kurzem weg vegan , was ich liebe , aber ich habe es versäumt eins von mein Favorit Dinge , püriert rotatoes . Ich habe mich entschieden um einen einfachen Veganer zu kreieren und Sojafreies Rezept für de Nicht-Koch – ich ! Also hier Es ist ein schönes Basisrezept wenn du sind laktoseintolerant (z _ mein Sohn) und / oder vegan . Hore du wie !

Vorbereitung: 10 Minuten

Kochen: 20 Min

Gesamt : 30 Minuten

Portionen: 4

Ergiebigkeit : 4 Portionen

Zutaten

6 kleine rote Kartoffeln , halbiert oder mehr nach Geschmack

¼ cup ungesüßt Mandelmilch , oder mehr zu Geschmack

½ Zitrone , entsaftet , oder mehr zu Geschmack

1 Esslöffel sojafrei butterartig ausbreiten (so als Erde Balance®), geschmolzen , oder mehr zu Geschmack

1 Teelöffel zerkleinert Knoblauch , oder mehr zu Geschmack

½ Teelöffel Salz , oder zu Geschmack

Anweisungen

Schritt 1

Bringen Sie eine große Menge mit pot von Wasser zum Kochen bringen . Kartoffeln hinzufügen. Reduzieren Hitze zu mittel-niedrig und köcheln lassen bis rotatoes fallen abgesehen von durchbohrt mit einer Gabel ca. 15 Minuten . _ Abtropfen lassen .

Schritt 2

Ort rotatoes in einer Tiefe Schüssel ; mischen leicht . Mandel hinzufügen Milch , Zitrone Saft , Butteraufstrich

, Knoblauch und _ Salz . Maische zu gewünscht Konsistenz .

Cook's Hinweise :

Diese sind nicht genau Messungen - dies ist Auf jeden Fall ein Rezept zu spielen herum mit - aber ich habe es getan verwenden alle de Zitrone Saft !

Du kann auch habe eine gebackene Kartoffel verwendet und ein paar Baby rot Kartoffeln - das gibt einen klobigen Eindruck Textur , die ich bevorzuge .

Ersetzen Sie irgendetwas milchfrei Milch für de Mandel Milch Wenn gewünscht.

Ernährung Fakten

Per Portion : 68 Kalorien ; Protein 1,4 g; Kohlenhydrate 11,3 g; Fett 2,5 g; Natrium 327,1 mg.

Basmati Reis

Einfach Basmati Reis , wie in de Restaurants !

Kochen : 20 Minuten

Gesamt : 20 Minuten

Portionen : 4

Ergiebigkeit : 4 Portionen

Zutaten

1 ¾ Tassen Wasser

1 cup Basmati Reis

¼ Tasse gefroren grün reas

1 Teelöffel um Samen

Anweisungen

Schritt 1

In einer Sauce bringen Wasser zum Kochen bringen . Reis hinzufügen und umrühren . Hitze reduzieren , abdecken und köcheln lassen für 20 Minuten .

Schritt 2

Wann Reis ist gekocht , umrühren in reas und um . Abdeckung und lass stehen für 5 Minuten.

Ernährung Fakten

Per Portion : 175 Kalorien ; Protein 4,1 g; Kohlenhydrate 38,3 g; Fett 0,7 g; Natrium 14,6 mg.

Indisch Art Basmatireis

Das ist ist ein herzhaftes Gericht Indisch Stil Reisgericht mit Geschmack mit ganz Sorten und gebraten Zwiebeln . Einweichen de Basmati Reis vor dem Kochen alle de Unterschied . Servieren mit Ihr Favorit Indisch curry oder dal (Linsen). Machen Sicher Sie warnen die Leute nicht zu beißen hinein de ganz spríses !

Vorher : 10 Min

Kochen : 25 Minuten

Zusätzlich : 10 Min

Gesamt : 45 Minuten

Portionen : 6

Ergiebigkeit : 6 Portionen

Zutaten

1 ½ Tassen Basmati Reis

2 Tische Gemüse Öl

1 (2 Zoll) Stück Zimt stecken

2 Schoten grün Kardamom

2 ganze Gewürznelken

1 Esslöffel Zimt gesät

1 Teelöffel Salz , oder zu Geschmack

2 ½ Tassen Wasser

1 kleine Zwiebel, in dünne Scheiben geschnitten

Anweisungen

Schritt 1

Ort Reis in eine Schüssel mit genug Wasser, um abdecken . Beiseite stellen zu einweichen für 20 Minuten

.

Schritt 2

Hitze de Öl in einem großen pot oder Sauceran über mittel Hitze . Fügen Sie die hinzu Zimt Stangen , Kardamomkapseln , Nelken und _ um gesät . Koch und umrühren für Dann etwa eine Minute _ hinzufügen de

Zwiebel zu de pot . Anbraten de Zwiebel bis ich reich
bin golden braun , ca. 10 Minuten . Abtropfen de Wasser
von de Reis und _ umrühren hinein de pot . Koch und
umrühren de Reis für ein paar Minuten , bis leicht
geröstet . Salz hinzufügen und Wasser zum _ pot , und
bringen zum Kochen bringen . Abdeckung , und
reduzieren Hitze zu niedrig . Köcheln für Ungefähr 15
Minuten oder bis alles _ von de Wasser wurde absorbiert
. _ Lass stehen 5 Minuten lang köcheln lassen , dann mit
einer Gabel auflockern vorher servieren .

Ernährung Fakten

Per Portion : 216 Kalorien ; Protein 3,9 g; Kohlenhydrate
38,9 g; Fett 5,4 g; Natrium 393,7 mg.

Echter jüdischer Roggen aus New York Brot

Für Tausende von Jahre Mann hat Spaß gemacht Brot .
Das ist rye Brot resíre wird hinzufügen zu das alt
Vergnügen . Gelebt haben _ nordwestliches Connecticut
für über 35 Jahre , in schließen Nähe nach NYC mit Es
ist großartig Jüdisch Delikatessen , Backen einige vom
Feinsten _ rye Brot gehen , ich habe geschnappt das

resíre von einem Freund . Hore du mögen es . Viel Spaß
und teilen mit Ihr Familie , Freunde und _ Nachbarn .

Vorher : 20 Min

Kochen : 35 Minuten

Zusätzlich : 2 Std. 30 Min

Gesamt: 3 Stunden und 25 Minuten

Portionen : 14

Ausbeute : 1 Laib

Zutaten

2 Tassen ungebleicht Brot Mehl (so als König Arthur®)

1 Tasse dunkel rye Mehl

3 Esslöffel trocken rotieren Flocken

2 Tische Kümmel Samen

1 ½ Esslöffel démérara Zucker

2 ½ Teelöffel Instanthefe _

1 ½ Teelöffel Meersalz

1 cup warmes Wasser

¼ cup Canola Öl

¼ cup sauer Pickle Saft

Anweisungen

Schritt 1

Ort Brot Mehl , Roggen Mehl , Rotato Flocken , Kümmel Samen , demara Zucker , Hefe und _ Meer Salz in der Schüssel von einer großen stehen Mixer . Stellen Sie den Mixer auf niedrig und gründlich mischen trocken Zutaten . Schlag warm Wasser , Raps Öl , und Pickle Saft hinein trocken Zutaten . Passt Teig Haken auf Mixer und schlagen bis Teig ist rau und struppig aussehend .

Schritt 2

Abdeckung Schüssel mit Kunststoff wickeln und lasst uns ausruhen Genau 30 Minuten . Entfernen Kunststoff wickeln und kneten Teig in Standmixer mit _ Knethaken bis _ glatt , fest und nur leicht klebrig , 6 bis 8 Minuten . Den Teig wenden auf ein bemehltes Arbeit Oberfläche und kneten bis glatt , 1 bis 2 weitere Minuten.

Schritt 3

Formular Teig Den Teig zu einer Kugel formen hinein ein geölt Schüssel geben und den Teig mehrmals wenden Zeiten in Schüssel zu Mantel mit Öl . Abdeckung de Schüssel mit Kunststoff einwickeln , festlegen in ein warmes Ort , und lass steigen bis fast doppelt , etwa 1 Stunde .

Schritt 4

Einen 13 x 23 cm großen Laib einfetten pan . Den Teig wenden auf ein wenig geölt Oberfläche , Fläche in ein Protokoll , und Ort hinein vorbereitet Laib pan . Abdeckung mit einem Tuch Küche Handtuch und lass steigen bis top von Teig hat auferstanden leicht über top von Dauer : 60 bis 90 Minuten .

Schritt 5

Ort Rack in Mitte von Ofen und vorheizen Ofen bis 350 Grad F (175 Grad C).

Schritt 6

Backen Laib bis golden braun und gekocht durch , etwa 35 Minuten . Die intern Temperatur von das Brot sollte 190 Grad F (90 Grad C) betragen . Wenn Brot braun auch schnell , abdecken _ locker mit einem Zelt von Aluminium Folie mit glänzend Seite aus . Entfernen von ran und cool an Draht Rack .

Ernährung Fakten

Per Portion : 148 Kalorien; Protein 4,1 g; Kohlenhydrate 23,1 g; Fett 4,7 g; Natrium 191,3 mg.

Grundlegend Rye Brot

Eine Basis Roggenbrot aus Brot _ _ Maschine . Die extra Zucker hinzugefügt macht zum Besseren _ aufstehen .

Vorbereitung: 5 Min

Kochen : 3 Stunden

Gesamt : 3 Stunden und 5 Minuten

Portionen: 12

Ausbeute : 1–1 1/2 Pfund Laib

Zutaten

1 ⅛ curs warm Wasser

2 Tische Melasse

1 Esslöffel Gemüse Öl

1 Teelöffel Salz

2 Tassen Allzweck Mehl

1 ½ Tassen rye Mehl

3 Tische geschädigt brauner Zucker

1 Esslöffel ungesüßt cocoa Pulver

¾ Teelöffel Kümmel

2 Teelöffel Brot Maschine Hefe

Anweisungen

Schritt 1

Zutaten hinzufügen entsprechend zu Brot Maschine Hersteller Anweisungen .

Schritt 2

Benutzen de ganz was und Licht Kruste Einstellungen .

Ernährung Fakten

Per Portion : 159 Kalorien ; Protein 3,6 g; Kohlenhydrate 32,5 g; Fett 1,6 g; Natrium 197,8 mg.

Die Betrag von laktose du kann tolerieren ist oft durch Versuch ermittelt und Fehler , aber fast Jeder – egal von ob oder nicht sie sind laktose unverträglich – Milchproteine müssen erhalten bleiben in prüfen zu vermeiden de unbequem und peinlich sumrtoms von Durchfall , Magen Krämpfe und Blähungen .

Da ist derzeit nicht dauerhaft sicher für Laktoseintoleranz , weil nein Behandlung kann erhöhen de Betrag von Lass deinen Kleinen Darm macht . Allerdings gibt es sind Sterne zu nimm zu verwalten empfehlen und vermeiden Komplikationen . Eins Major Besorgnis für Leute wer haben laktose Unverträglichkeit ist sie kann nicht bekommen genug von de wesentlich Nährstoffe gefunden in Milch Produkte , einschließlich Kalzium , Magnesium , Vitamin D und Vitamin K zum Beispiel.

Während es ein ist Option zu nimm Ernährung Ergänzungen genannt Lactase Produkte das Hilfe verdauen Laktose , dies wird nicht Lösen Sie das zugrunde liegende Problem und kann nicht sei ein Guter

langfristige Lösung.